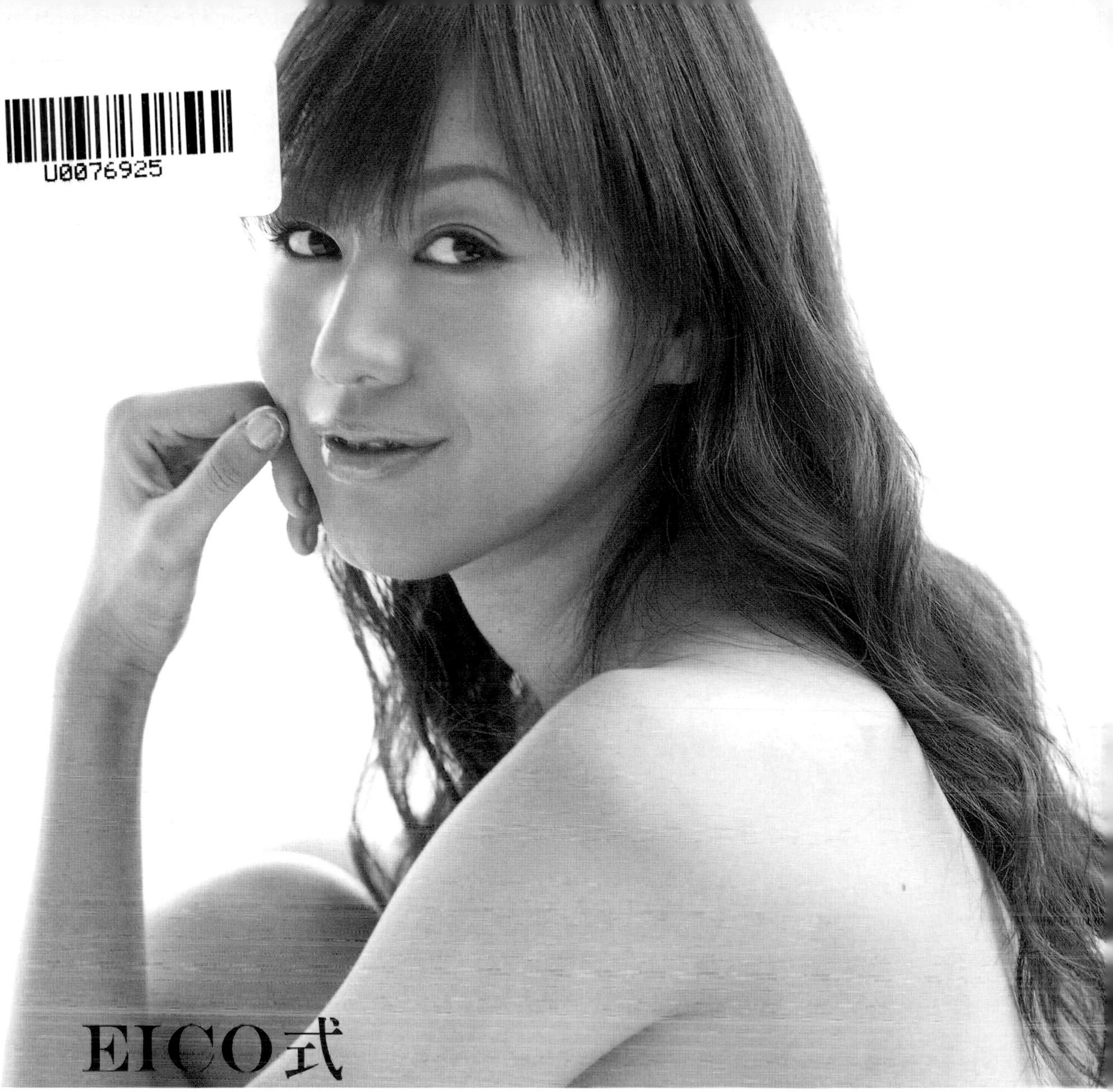

EICO式 照吃不誤瘦身法

我非常愛吃。但是吃以前不善加思考，結果變成體重超過 70 公斤的小胖妹。
那以後我嘗試過許多減重法，老是失敗，結果陷入自我厭惡的惡性循環。
於是我下定決心，再也不要復胖了！成功減掉 20 公斤。
那以後，爲了幫助跟以前的我一樣苦惱的人，我針對營養、運動、精神進行整體學習，
成爲日本首位減重教練，到現在已經 5 年了。根據指導 500 名以上進行減重的 knowhow，
我把在個人訓練中只能教導有限顧客的 EICO 式飲食法整理出書。
減重時重要的是創意與冷靜調整。只要實踐本書內容，
不僅能讓您的身體變得健康、苗條，心靈應該也會有所成長。
我衷心期待這本書能成爲你面對自己的契機。

三悅文化

我是這樣改變的!!

Before EICO與After EICO的1天

小胖妹　　　　苗條美女

小胖妹EICO的假日

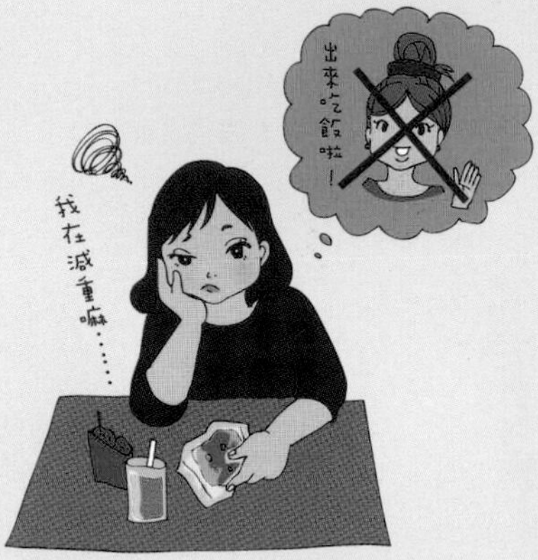

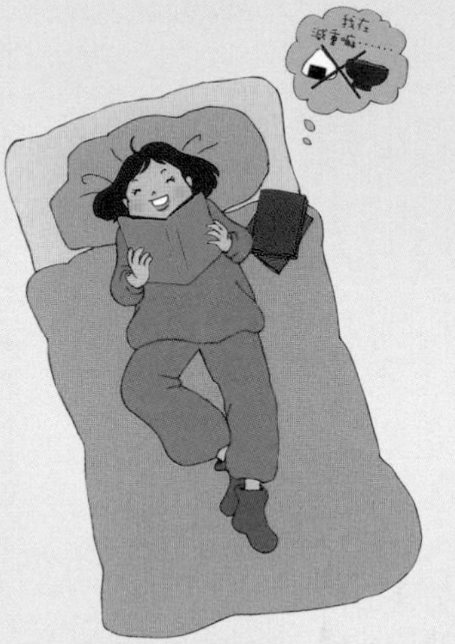

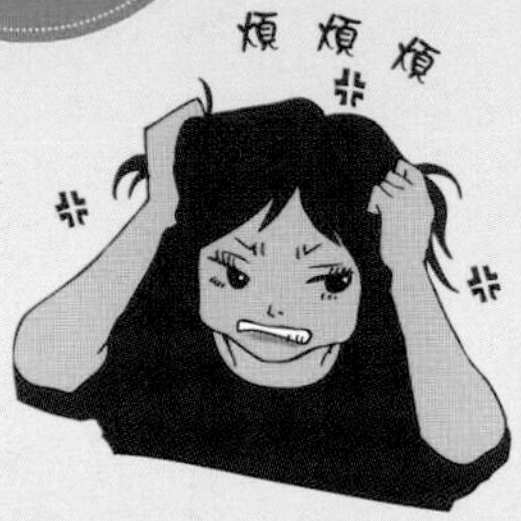

每天都很煩躁，情緒變化劇烈。容易感到自我厭惡，不想與人見面。肌膚鬆弛，臉色差，看起來比實際年齡老。

小胖妹POINT!!

因為外食容易胖，所以拒絕和朋友去吃午餐，吃在便利商店買的**海綿蛋糕**、**炸雞塊**、**咖啡歐蕾忍耐**。

小胖妹POINT!!

因為胖，所以**不吃早餐**。躺在床上看漫畫。

小胖妹POINT!!

16:00　**13:00**　**12:00**　**8:00**

苗條POINT!!

一邊散步一邊前往離家2公里的咖啡店享用蛋糕、紅茶。

跟朋友吃午餐。魚類為主菜的義大利菜。餐後喝蔬菜汁。

苗條POINT!!

吃豐富且有份量的早餐。邊運動邊做家事一舉兩得。邊看雜誌，邊泡澡30分鐘。

苗條POINT!!

苗條EICO的假日

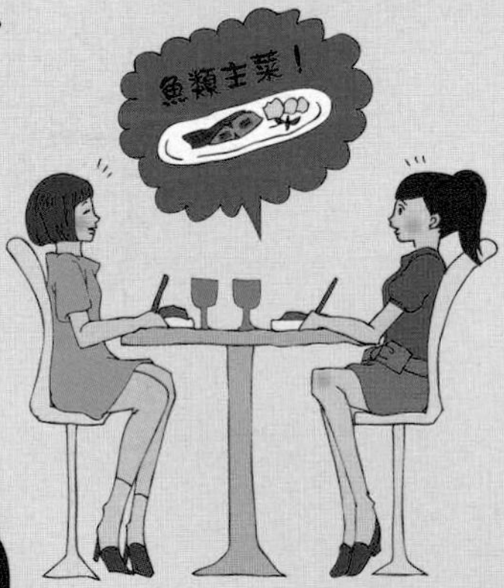

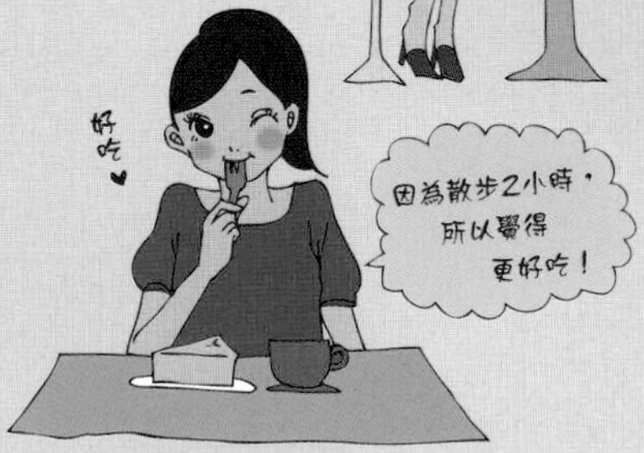

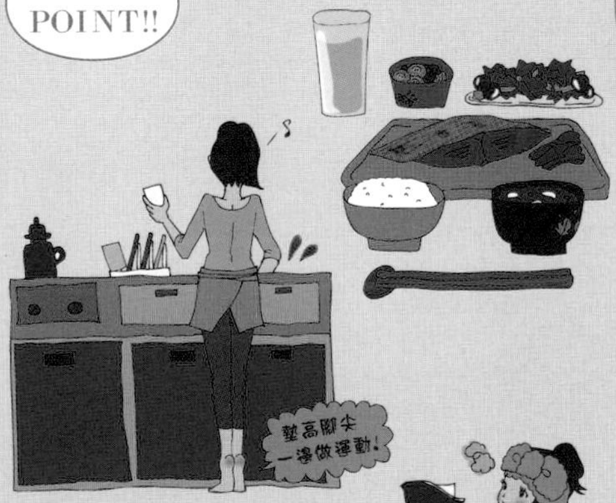

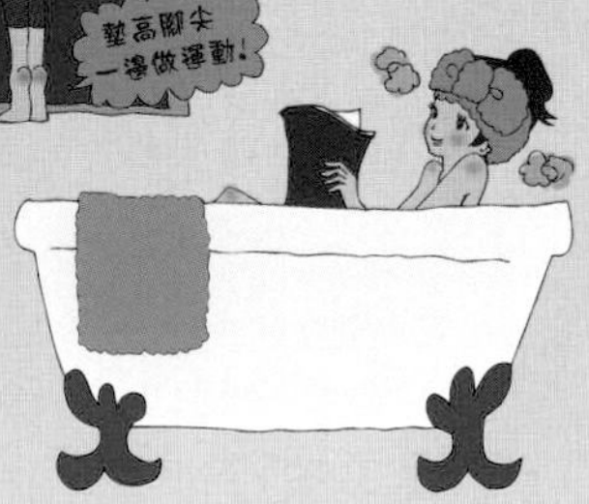

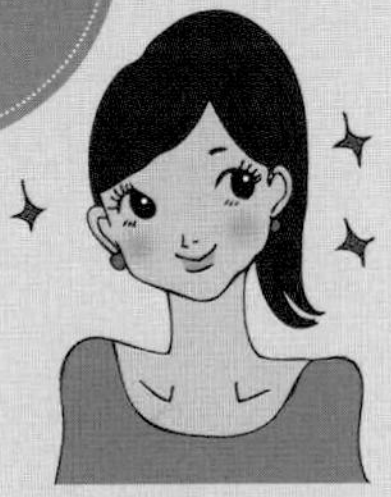

很平靜，不會感到煩躁。因為隨時考慮到今後的事，就算失敗也不會著急。跟對美學造詣高的朋友見面，讓自己的動機持續下去。肌膚、頭髮都有光澤，看起來比實際年齡年輕。

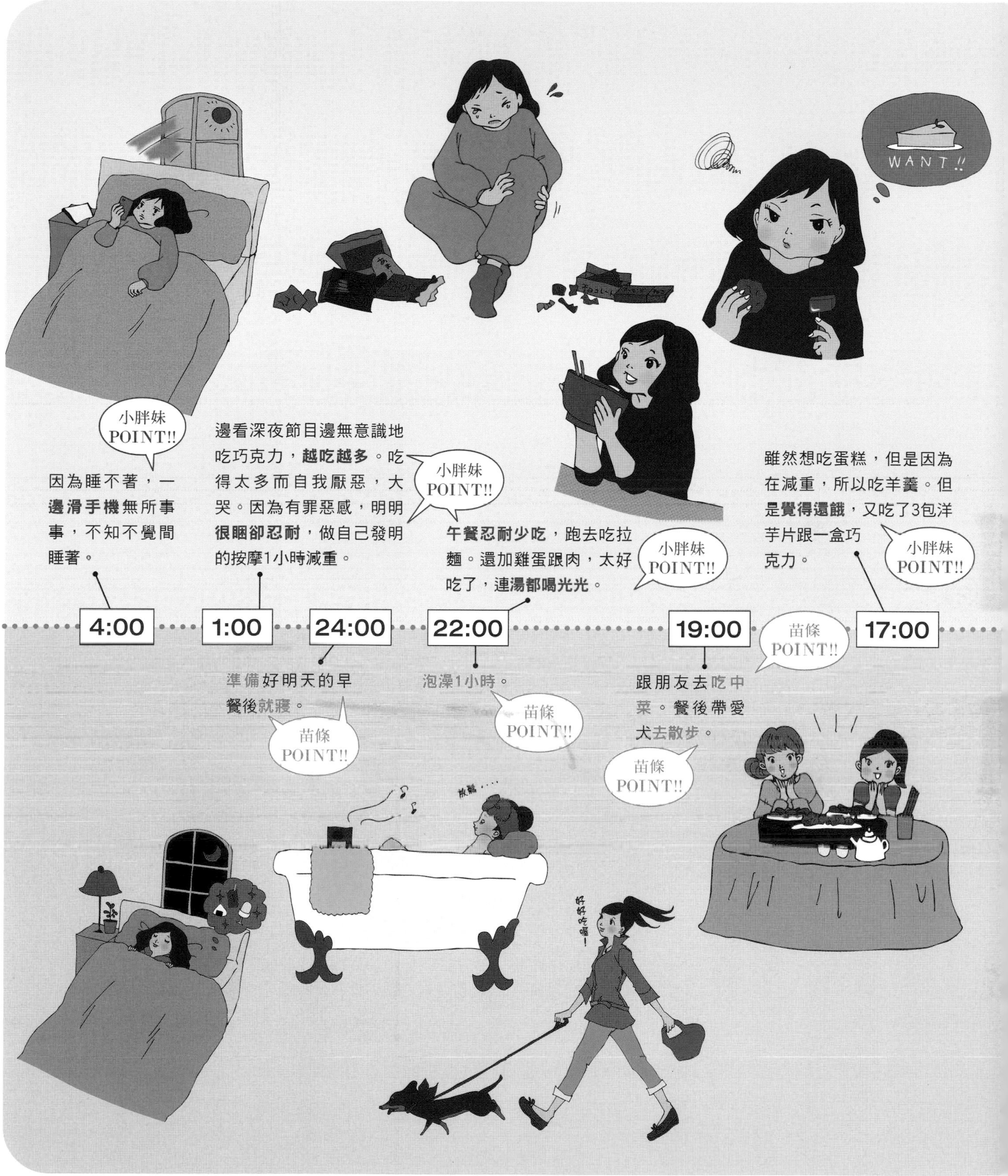
WANT!!
17:00
雖然想吃蛋糕，但是因為在減重，所以吃羊羹。但**是覺得還餓**，又吃了3包洋芋片跟一盒巧克力。
小胖妹 POINT!!
22:00
午餐忍耐少吃，跑去吃拉麵。還加雞蛋跟肉，太好吃了，**連湯都喝光光**。
小胖妹 POINT!!
24:00
邊看深夜節目邊無意識地吃巧克力，**越吃越多**。吃得太多而自我厭惡，大哭。因為有罪惡感，明明**很睏卻忍耐**，做自己發明的按摩1小時減重。
小胖妹 POINT!!
1:00
4:00
因為睡不著，一**邊滑手機**無所事事，不知不覺間睡著。
小胖妹 POINT!!
17:00
苗條 POINT!!
19:00
跟朋友去吃中菜。餐後帶愛犬去散步。
苗條 POINT!!
好好吃喔！
22:00
泡澡1小時。
苗條 POINT!!
放鬆……
24:00
準備好明天的早餐後就寢。
苗條 POINT!!

contents

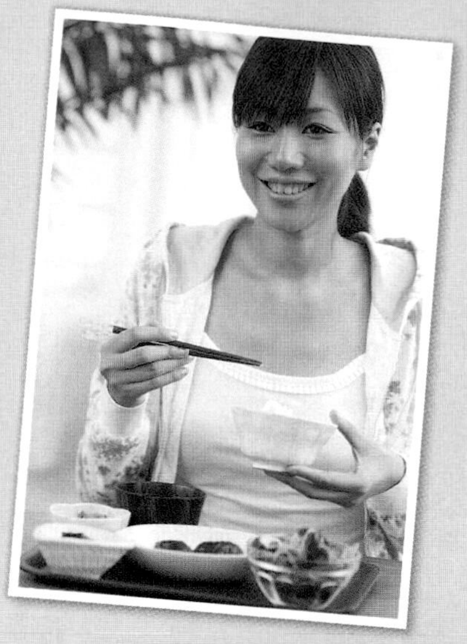

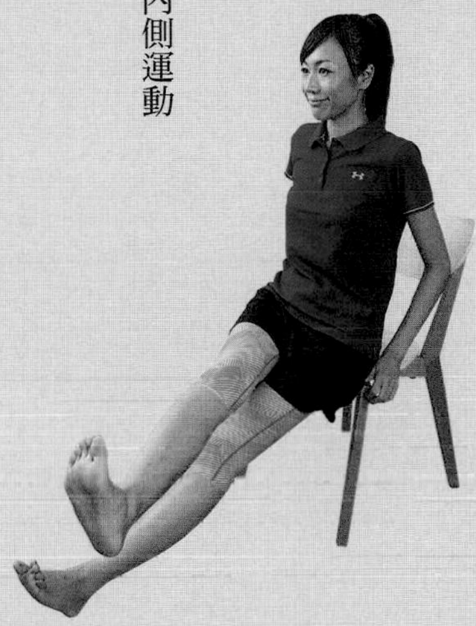

內容豐富的DVD也不容錯過！

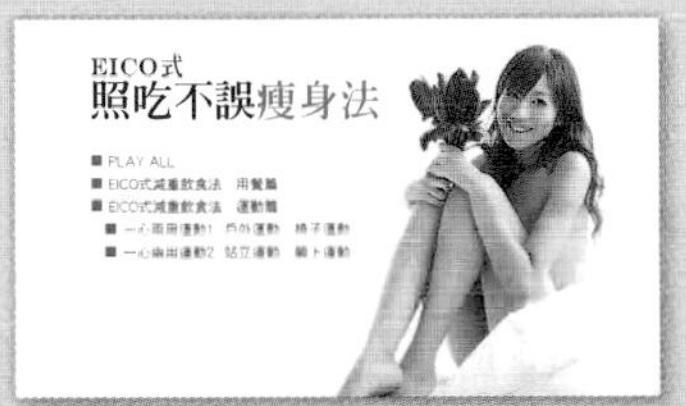

吃到飽的菜單與如何選擇不會發胖的菜色，說明簡單易懂！此外還有運動的教學影像。有如在家裡接受個人指導！

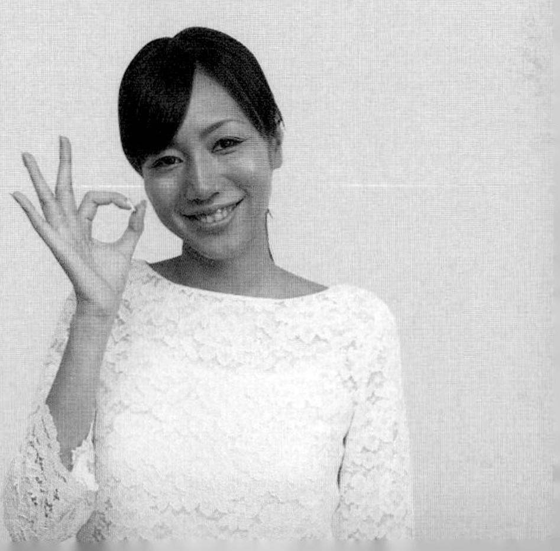

有關DVD

【使用前請詳讀】本DVD-Video僅限用於個人視聽。未獲著作權人同意擅自複製、修改、播放（有線、無線）、網路等公眾播放、上映、出租（不問有償、無償），均為違法行為。
【注意事項】●本DVD-Video基於DVD規格製作。請務必使用DVD-Video對應之放影機播放。附DVD槽PC、電玩主機等部分機種無法再生，無法保證於所有DVD設備上均能再生。●DVD-Video為記錄影像、音響的高密度磁碟，有關再生操作詳情，請詳閱您所使用的放影機使用說明書。●磁碟兩面都請不要沾上指紋、髒污或刮傷。磁碟弄髒時，請用眼鏡布等柔軟布類由內向外放射狀輕輕擦拭，請勿使用唱片用清潔劑、溶劑等。●龜裂、變形或以接著劑黏起的磁碟不但危險，也容易導致放影機故障，請勿使用。
【保管注意事項】●請勿保管於日光直射或高溫高濕處，使用後並請務必從放音機取出，放入盒中保管。
【視聽注意事項】●視聽本DVD-Video時，請在明亮房間適度遠離畫面視聽。避免長時間持續視聽，請適度休息。
【給圖書館工作人員】●本DVD包含影像等著作物，禁止攜出圖書館外。
【DVD動作相關諮詢】DVD後援中心☎0120-93-7068（週六、日・假日除外 10:00～17:00）

首先應該確認之處！

代理攝食表（大吃防止法）

- □ 有人際關係問題
- □ 月經前
- □ 覺得有點寂寞
- □ 明明不想吃，看到食物卻忍不住會買
- □ 有努力目標
- □ 在外面有不愉快的事
- □ 曾經覺得自己沒有前途
- □ 有金錢問題

超想吃零食時，
在吃以前
請確認左列項目。

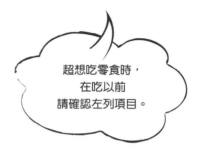

打勾的項目越多，表示「**代理攝食**」的可能性越高。

所謂「代理攝食」是指**以吃東西來消除壓力**。

已經養成習慣的人，與其忍耐不吃，**不如找出壓力原因所在，設法改善**相關狀況。

⬅壓力消除法請參閱P40。

⬅不要在生活中累積壓力的小創意請參閱P52。

不吃最愛的零食，不斷忍耐的減重無法持續。
不過，雖然喜歡，吃太多也很難成功減重。
吃零食卻能同時成功減重的秘訣在於
追究你想吃零食的原因，並且做記錄，避免吃過頭！

詳情請參閱P12！

- 煩躁
- 無意識
- 肚子餓
- 因為就在眼前
- 飯後覺得沒吃飽

相關因應對策請參閱P.64!!

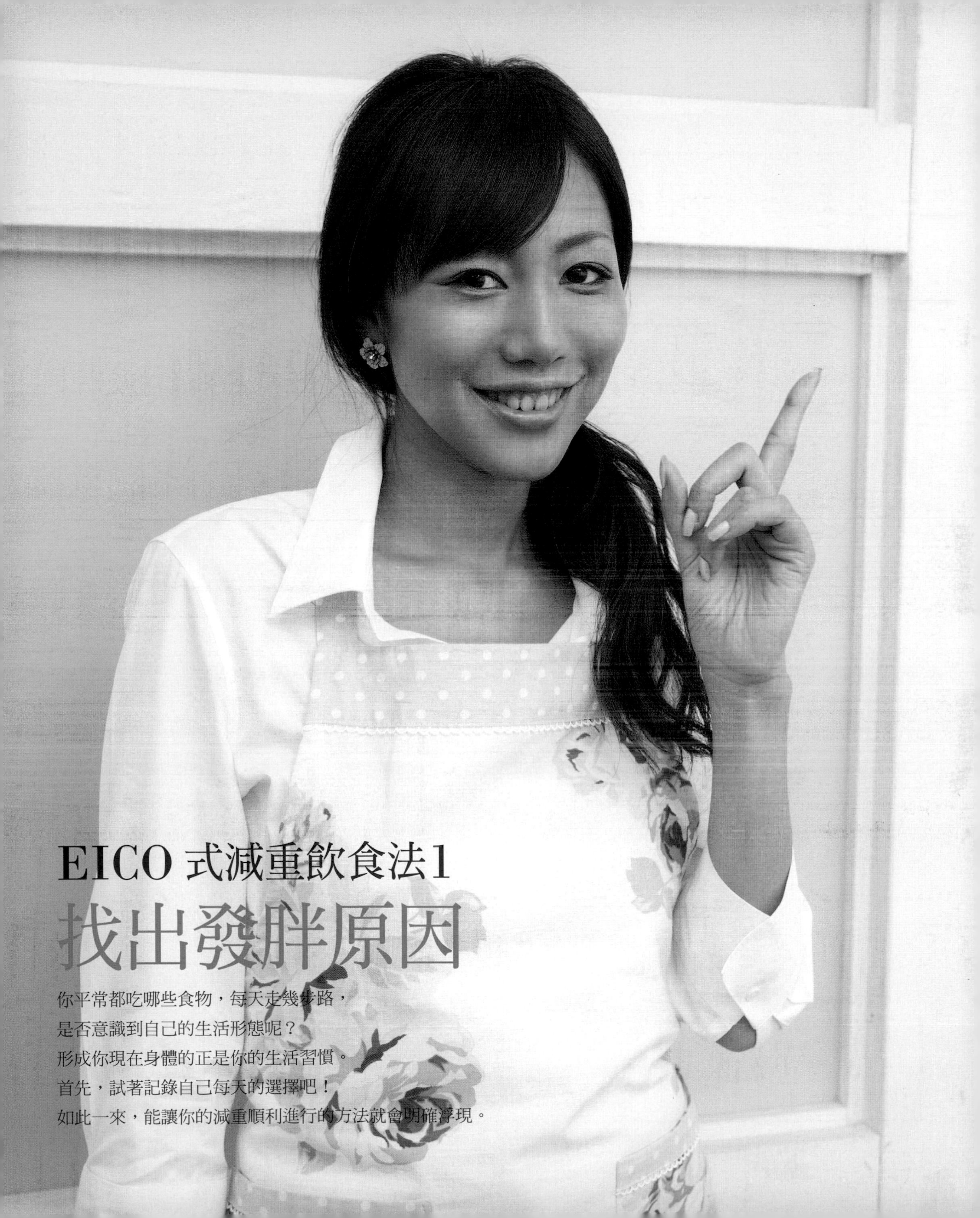

EICO 式減重飲食法1

找出發胖原因

你平常都吃哪些食物，每天走幾步路，
是否意識到自己的生活形態呢？
形成你現在身體的正是你的生活習慣。
首先，試著記錄自己每天的選擇吧！
如此一來，能讓你的減重順利進行的方法就會明確浮現。

“一不小心”就胖起來了

覺得好才開始做的事，或是不知不覺做出的選擇，卻成為發胖的原因…。

一不小心發胖的人

總是無意識地喝咖啡歐蕾？

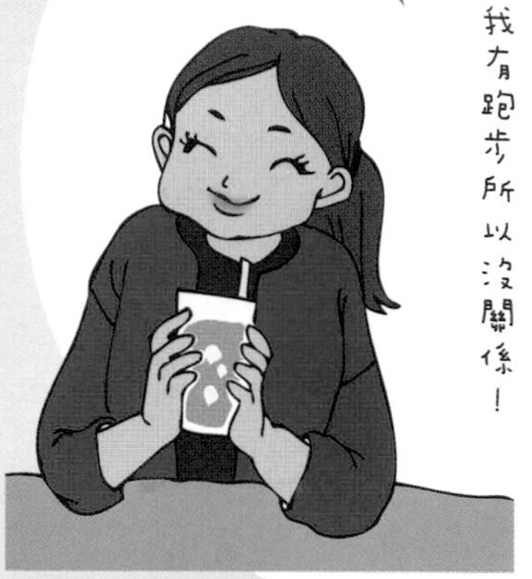

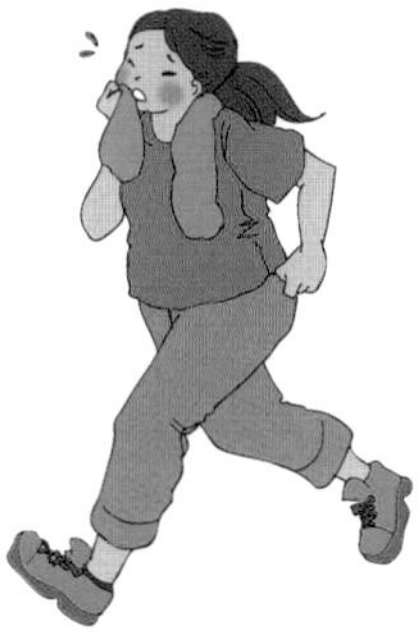

每天慢跑半小時，1天平均喝3杯咖啡歐蕾。

一不小心發胖的人

忍耐對嗎？

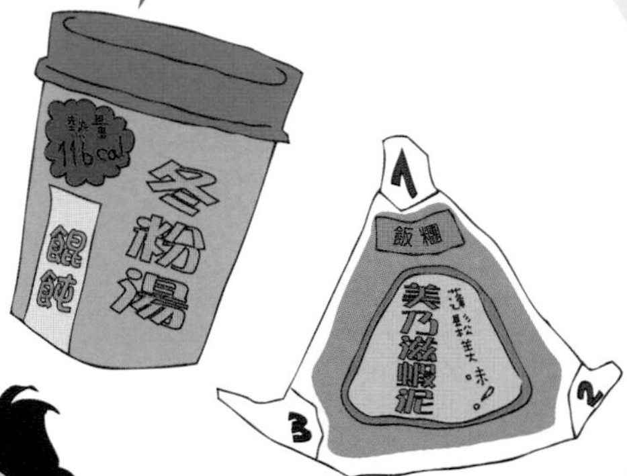

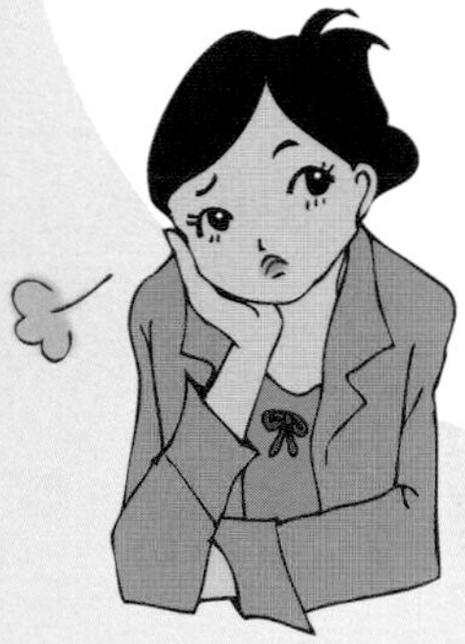

為了減重，午餐只吃冬粉湯、飯糰填肚子。

一不小心發胖的人

蕃薯類含量最高的養分是…？

以為馬鈴薯燉肉對身體好，總是在吃。

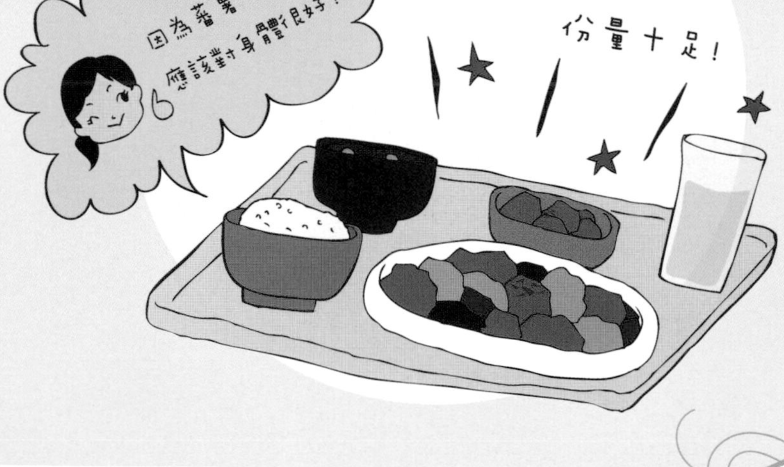

一不小心發胖的人

真的不吃早餐就會瘦嗎？

因為有吃午餐跟晚餐，
為了減重就省略早餐。

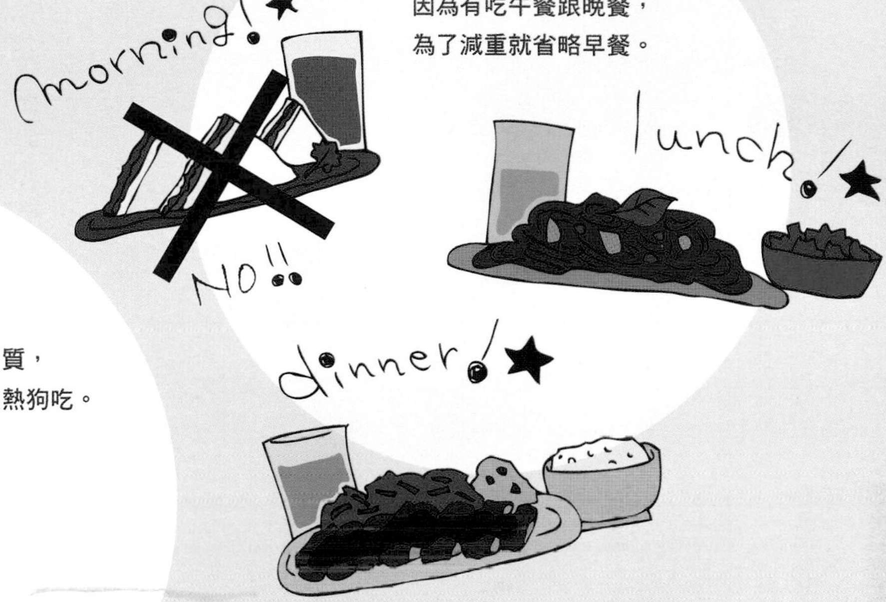

一不小心發胖的人

香腸是肉？

為了攝取蛋白質，
在便利商店買熱狗吃。

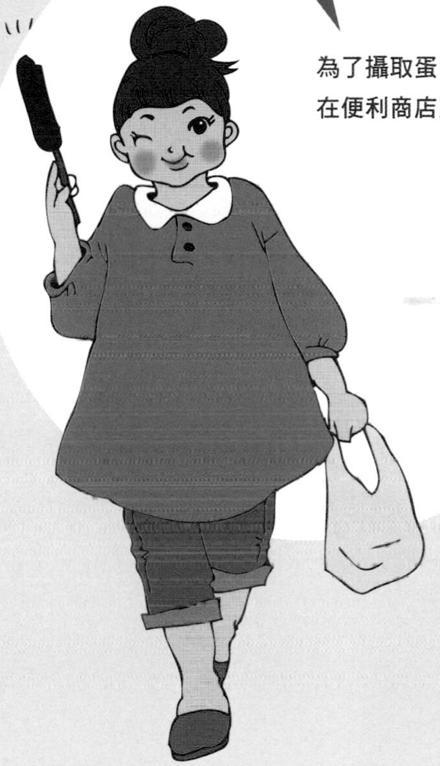

一不小心發胖的人

凱撒沙拉熱量低？

如果想吃蔬菜，
就會點凱撒沙拉。

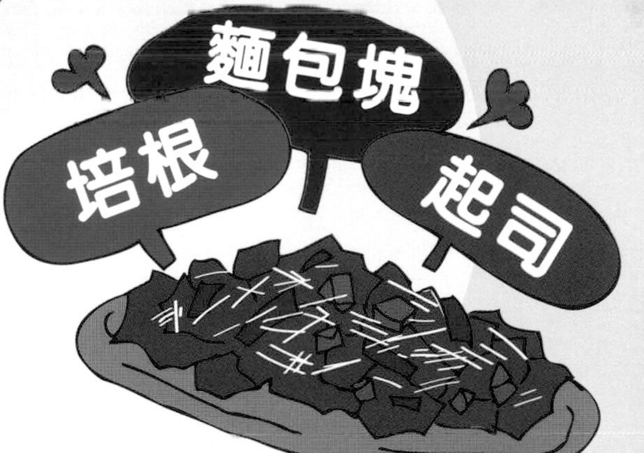

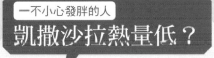

如果有符合您的項目，
就表示您很有可能是不
小心發胖的人!!

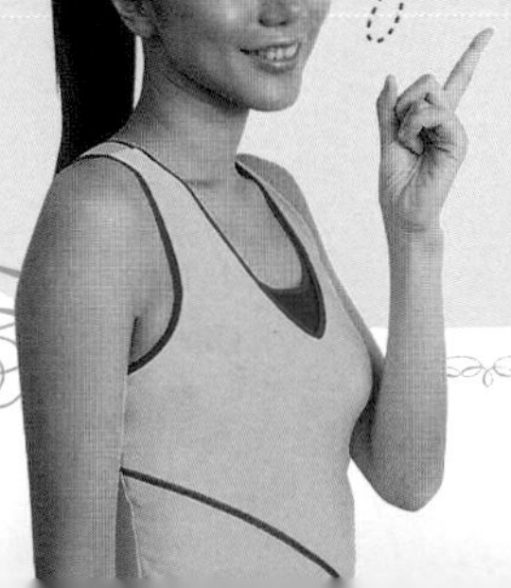

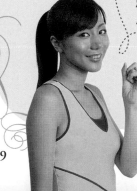

您的生活習慣能讓您瘦下來？還是會讓您發胖？

生活習慣改變了 自然會瘦下來

您知道自己都吃
哪些食物嗎？

給想減重的您

不要忘了，你所選擇的食物會影響你的身體與心靈。
您是否常吃不必要的食物呢？
精心挑選，攝取真正需要的優質養分，
才能形成健康美麗的身體。

何謂不會復胖的減重？

您是否以為運動好幾個小時，或進行份量少得可憐的飲食限制，甚至完全禁食零食、喝酒就會瘦下來呢？應該有不少人以為減重過程越辛苦越容易瘦下來，但是正確的減重不見得需要忍耐、毅力。**取得正確知識，冷靜持續下去**，這才是不復胖的重點。選擇能「持續」的事物，才能減重而不復胖。

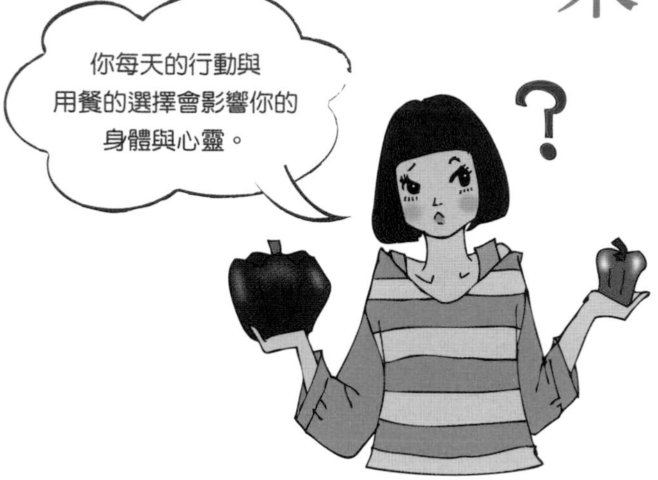
你每天的行動與
用餐的選擇會影響你的
身體與心靈。

成份是什麼？分解以後又會如何？

你是否知道自己所吃食物的**成份**呢？例如，馬鈴薯可樂餅是用馬鈴薯（碳水化合物）沾上麵包粉（碳水化合物）後油炸（油脂）。**碳水化合物**在人體內分解後會變成**糖類**，成為能量。油脂一樣會成為能量，因此中午吃了太多可樂餅，晚上就應該減少糖質、油脂攝取量，改吃蛋白質、蔬菜等，進行調整。

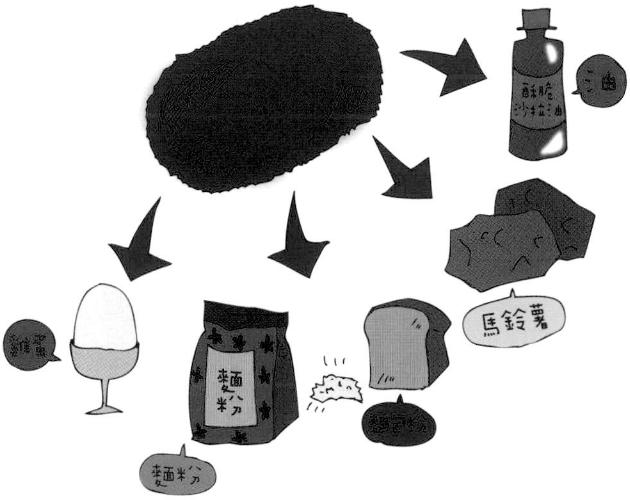

減重機制很簡單

常有人說「我明明很努力卻瘦不下來」，但是，減重機制其實很簡單。瘦不下來是因為攝取的熱量高過消耗的熱量。因此，原因不是**基礎代謝太低、運動量過少，就是攝取熱量過多**。

想要成功減重，必須冷靜思考。對你來說，什麼不夠，什麼又太多了呢？

容易胖是遺傳？

很多人以為胖瘦跟遺傳有關，但是我看過很多因為後天因素發胖的人。體型之所以會跟父母相像，是因為媽媽的調味習慣、愛吃的食物等，飲食形態類似，才會形成類似的體型。家人都胖的人，首先要改掉以**自己的成長環境、味覺喜好為基準的習慣**。至於偏瘦的人，不妨問問喜歡吃的食物、調味，掌握重新省思自己飲食形態的契機。

為了減重…

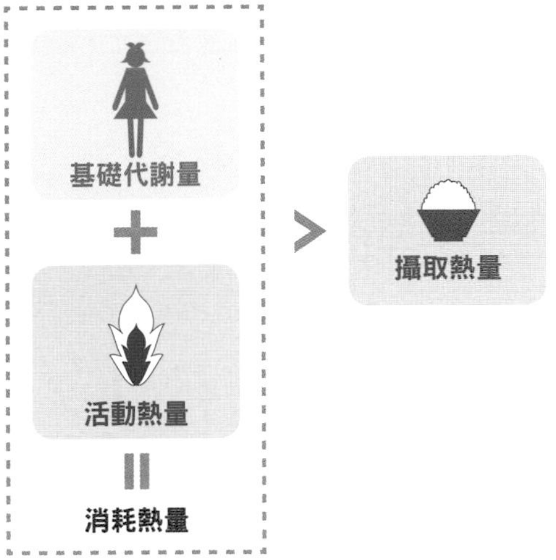

◆提高基礎代謝量
- 鍛鍊肌肉
- 養成泡澡習慣　等

◆增加活動熱量
- 增加每天的步行量
- 運動　等

◆減少攝取熱量
- 避免不小心發胖
- 只吃必要的量

EICO's episode

朋友吃我媽媽做的玉子燒（日式蛋捲）時，常說「好甜，好像點心一樣」。我娘家的調味很甜，所以我從小就習慣吃得很甜。要我不吃甜食不太可能，當我下定決心減重時，並非絕對不吃甜食，而是選擇適量享用。

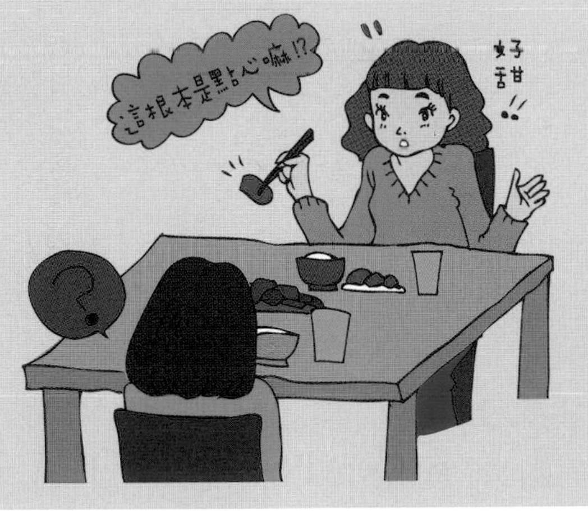

找出瘦不下來的理由！

飲食習慣確認表

瘦不下來一定有理由。

首先請您試著記錄1星期的飲食內容，在左表進行1星期的記錄，然後在右表填寫確認次數後，應該就能找出您瘦不下來的理由。

填寫實例

1星期的歸納結論

11 月 25 日（日） 體重 63.2 kg（比開始時±1kg） 體脂肪 30.2 %

沒吃天數		有吃天數	
青菜（參閱P28）	6／7天	含糖飲料（參閱P31）	6／7天
海藻（參閱P22）	1／7天	白色食物（參閱P27）	5／7天
海鮮（參閱P23）	3／7天	油炸（參閱P26）	1／7天
菇類（參閱P22）	5／7天	晚上吃乳製品（參閱P27）	1／7天
蔬菜汁（參閱P28）	0／7天	晚上吃麵粉製品（參閱P22）	7／7天
2碗飯以上（參閱P22）	4／7天	單點（參閱P30）	6／7天

煩躁	無意識	肚子餓	因為就在眼前	飯後覺得沒吃飽	其他（具體）
5／7天	／7天	／7天	／7天	3／7天	／7天

紀錄5天以上的項目畫線做記號。這就代表你在減重中需要改善的地方。
紀錄3天以上的項目加上注意的星號。檢查一下零食內外包裝所載明的成分吧！

月　日（　） 體重　kg（比開始時±　kg） 體脂肪　%

沒吃天數		有吃天數	
青菜（參閱P28）	／7天	含糖飲料（參閱P31）	／7天
海藻（參閱P22）	／7天	白色食物（參閱P27）	／7天
海鮮（參閱P23）	／7天	油炸（參閱P26）	／7天
菇類（參閱P22）	／7天	晚上吃乳製品（參閱P27）	／7天
蔬菜汁（參閱P28）	／7天	晚上吃麵粉製品（參閱P22）	／7天
2碗飯以上（參閱P22）	／7天	單點（參閱P30）	／7天

煩躁	無意識	肚子餓	因為就在眼前	飯後覺得沒吃飽	其他（具體）
／7天	／7天	／7天	／7天	／7天	／7天

左側是應該每天儘可能攝取的食物

蔬菜：菠菜、小松菜、黃麻、青江菜、茼蒿、水菜等綠色蔬菜。綠色蔬菜中維他命、礦物質、食物纖維等養分含量豐富，能提升減重效率。

海藻：裙帶菜、海草、海帶根、昆布、海苔、石蓴等。1天的必要攝取量以泡開的裙帶菜為例，應該以女性單手滿滿的份量為基準。

海鮮：魚、章魚、花枝、貝類、蝦子、螃蟹等甲殼類。低熱量，高蛋白質，並富含有助於消除疲勞的牛磺酸。

菇類：香菇、舞菇、金針菇、滑菇、鴻喜菇、蘑菇、杏鮑菇等。低熱量且富含礦物質、維他命、食物纖維。

蔬菜汁：不含果汁的100%蔬菜汁，1天最多1瓶。

2餐以上吃飯：3餐中，2餐以上吃飯。白米、糙米、黑米、十六穀米等。1餐100～150g。

右側是應該刻意少吃的食物

含糖飲料：果汁類以外的含糖飲料、所有含糖飲料。

白色食物：醬汁、湯、飲料等乳白色食物。

油炸：炸雞塊、炸豬排、油炸、日式炸雞、天婦羅、南蠻醃漬、日式炸豆腐等，油份多的食物。

晚上吃乳製品：牛奶、起司、優格等。1天1種為基準，減重期間18點之後最好少吃。

晚上吃麵粉製品：晚餐吃麵包、麵食。容易攝取過多鹽分，導致水腫。

單點：咖哩、焗烤、拉麵、蛋包飯等單點菜色。大多屬於熱量高、養分不均衡的菜色。

1日確認表

月　日（　）體重　kg 體脂肪　%

沒吃打勾 ✔		有吃打勾 ✔	
青菜		含糖飲料	
海藻		白色食物	
海鮮		油炸	
菇類		晚上吃乳製品	
蔬菜汁		晚上吃麵粉製品	
2餐以上吃飯		單點	

零食（具體填寫）	煩躁	無意識	肚子餓	因為就在眼前	飯後覺得沒吃飽	其他（具體填寫）

填寫實例

11 月 19 日（月）體重 64.2 kg 體脂肪 31.4 %

沒吃打勾 ✔		有吃打勾 ✔	
青菜	✓	含糖飲料	✓
海藻		白色食物	✓
海鮮		油炸	
菇類	✓	晚上吃乳製品	
蔬菜汁		晚上吃麵粉製品	✓
2餐以上吃飯	✓	單點	✓

零食（具體填寫）	煩躁	無意識	肚子餓	因為就在眼前	飯後覺得沒吃飽	其他（具體填寫）
片狀巧克力（1片）	✓					
洋芋片（半包）						學長送的

月　日（　）體重　kg 體脂肪　%

沒吃打勾 ✔		有吃打勾 ✔	
青菜		含糖飲料	
海藻		白色食物	
海鮮		油炸	
菇類		晚上吃乳製品	
蔬菜汁		晚上吃麵粉製品	
2餐以上吃飯		單點	

零食（具體填寫）	煩躁	無意識	肚子餓	因為就在眼前	飯後覺得沒吃飽	其他（具體填寫）

月　日（　）體重　kg 體脂肪　%

沒吃打勾 ✔		有吃打勾 ✔	
青菜		含糖飲料	
海藻		白色食物	
海鮮		油炸	
菇類		晚上吃乳製品	
蔬菜汁		晚上吃麵粉製品	
2餐以上吃飯		單點	

零食（具體填寫）	煩躁	無意識	肚子餓	因為就在眼前	飯後覺得沒吃飽	其他（具體填寫）

月　日（　）體重　kg 體脂肪　%

沒吃打勾 ✔		有吃打勾 ✔	
青菜		含糖飲料	
海藻		白色食物	
海鮮		油炸	
菇類		晚上吃乳製品	
蔬菜汁		晚上吃麵粉製品	
2餐以上吃飯		單點	

零食（具體填寫）	煩躁	無意識	肚子餓	因為就在眼前	飯後覺得沒吃飽	其他（具體填寫）

月　日（　）體重　kg 體脂肪　%

沒吃打勾 ✔		有吃打勾 ✔	
青菜		含糖飲料	
海藻		白色食物	
海鮮		油炸	
菇類		晚上吃乳製品	
蔬菜汁		晚上吃麵粉製品	
2餐以上吃飯		單點	

零食（具體填寫）	煩躁	無意識	肚子餓	因為就在眼前	飯後覺得沒吃飽	其他（具體填寫）

月　日（　）體重　kg 體脂肪　%

沒吃打勾 ✔		有吃打勾 ✔	
青菜		含糖飲料	
海藻		白色食物	
海鮮		油炸	
菇類		晚上吃乳製品	
蔬菜汁		晚上吃麵粉製品	
2餐以上吃飯		單點	

零食（具體填寫）	煩躁	無意識	肚子餓	因為就在眼前	飯後覺得沒吃飽	其他（具體填寫）

月　日（　）體重　kg 體脂肪　%

沒吃打勾 ✔		有吃打勾 ✔	
青菜		含糖飲料	
海藻		白色食物	
海鮮		油炸	
菇類		晚上吃乳製品	
蔬菜汁		晚上吃麵粉製品	
2餐以上吃飯		單點	

零食（具體填寫）	煩躁	無意識	肚子餓	因為就在眼前	飯後覺得沒吃飽	其他（具體填寫）

什麼是均衡的飲食？

EICO式飲食法基礎

米、麵、麵包等碳水化合物，其次是肉、魚、雞蛋、黃豆等蛋白質，最後則是蔬菜、菇類、海藻類。**每餐依序攝取含上述營養素食材的量**，這才是理想的均衡飲食。

養均衡

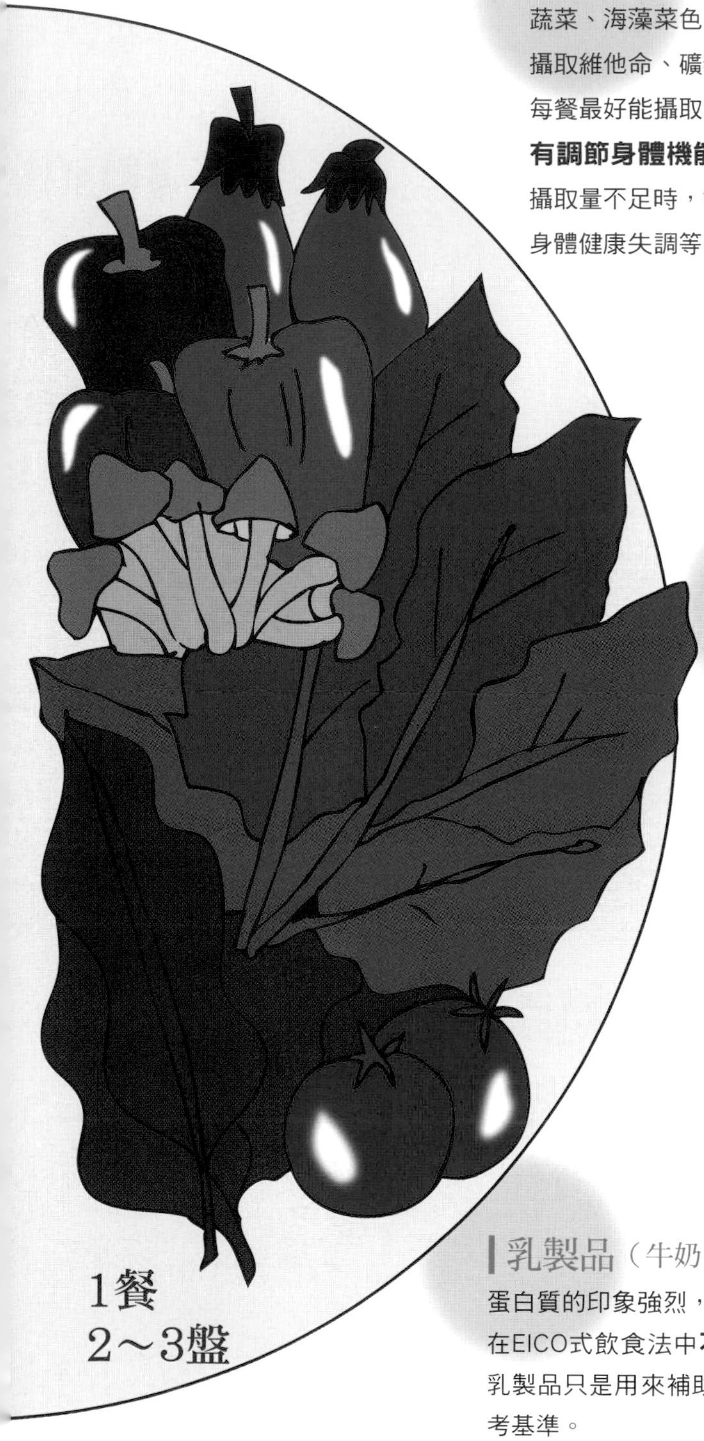

副菜（蔬菜、海藻、菇類）

蔬菜、海藻菜色。

攝取維他命、礦物質、纖維等。

每餐最好能攝取2～3盤以上。

有調節身體機能的功效。

攝取量不足時，會導致便秘、肌膚粗糙、身體健康失調等…。

湯

味噌湯、湯等。

其實湯的鹽分含量高，因此**秘訣在於增加食材份量，減少湯量**。加進蔬菜作為副菜攝取也可以。

乳製品（牛奶、優格、起司等）

蛋白質的印象強烈，但因為富含乳脂肪，因此在EICO式飲食法中**不建議18點以後攝取**。乳製品只是用來補助蛋白質，以每天1種為參考基準。

EICO某天的飲食內容

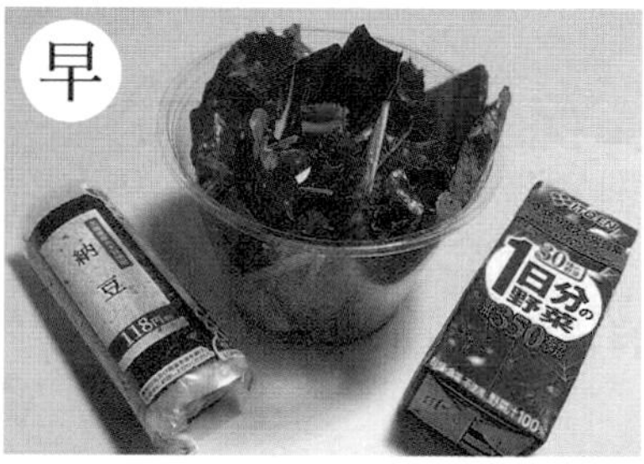

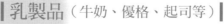

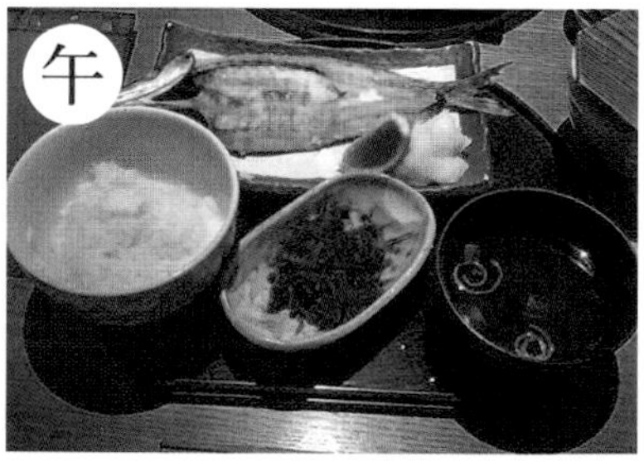

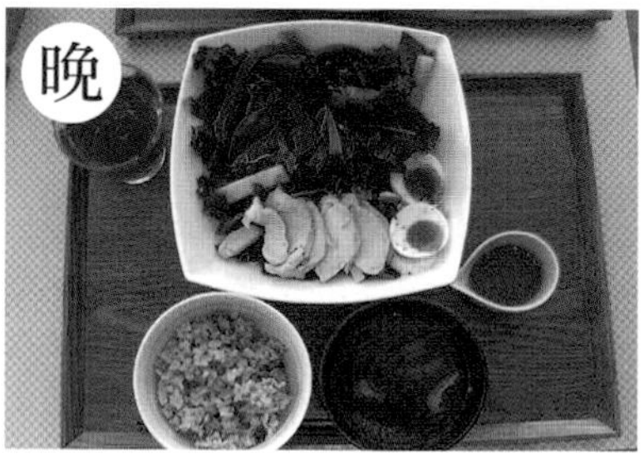

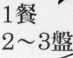

理想的營

主菜（富含蛋白質的食材）

具體而言，指的是肉、海鮮、雞蛋等動物性蛋白質與黃豆等植物性蛋白質。既然稱為「動物」性，因此會動的生物幾乎都屬於蛋白質。以每餐1種為參考基準。

蛋白質能成為肌膚、指甲、頭髮等身體的原料，適量攝取能讓肌膚具有光澤、彈性。

攝取不足時，會看起來老態，肌肉量減少，代謝下降而容易發胖，也容易感到疲勞。

←有關蛋白質，請參閱P23

主食（富含碳水化合物食材）

米、麵、麵包等麵粉製品、蕃薯、豆類等都包含在內，會越嚼越甜的食材也都屬於碳水化合物。每餐攝取1～2種，如果在減重的話，把攝取2種的次數壓低到1天1次。

分解後成為糖分，**提供身體活動的能量與腦部養分**。

攝取不足時，會失去活力，腦部營養不足更會影響思考…。

白飯的話，女性100～150g。料理包白飯則約200g。1杯米能煮出約350g的白飯，因此是2.5～3碗左右。

〈2種例子〉

白飯＋煎餃（餃子皮是主食）

白飯＋馬鈴薯味噌湯（馬鈴薯是主食）

←有關碳水化合物請參閱P28

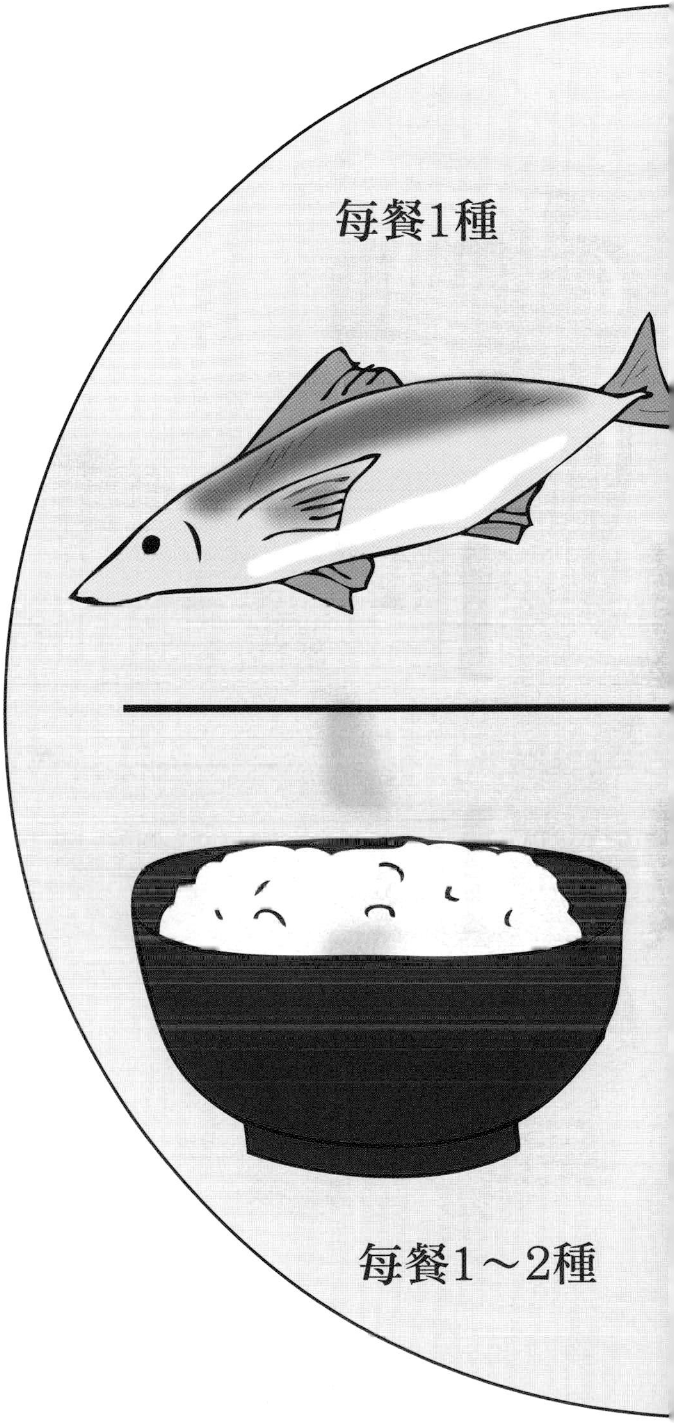

三餐都要吃

不吃反而容易胖的原因

為什麼要吃三餐…？

>>>> 以薪水為例

每個月原本有20萬日圓的薪水，但收入卻像下圖一樣變得不安定。如果是你會怎麼花錢呢？

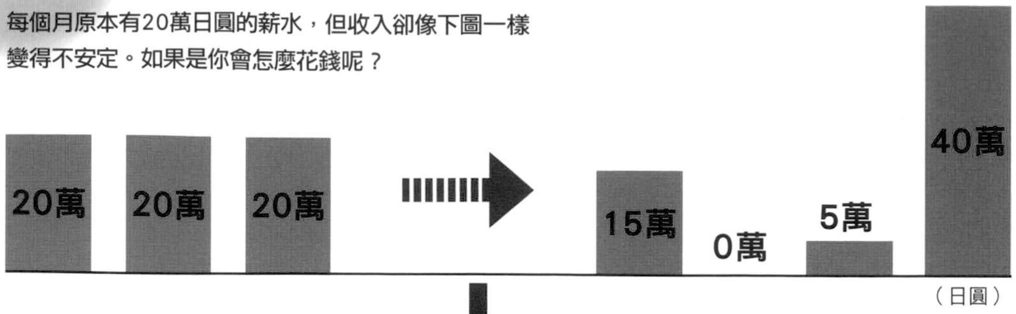

【節約・存錢（儲蓄）】

所以…身體也出現了相同狀況！

我們的身體有所謂的「基礎代謝」，也就是活下去必須消耗的能量底限。如果不確定什麼時候能獲得養分（飲食），身體就會像存錢一樣，儲存脂肪作為能量。身體會變得很節省，儘可能不消耗能量，換句話說，變成「不容易瘦的體質」。

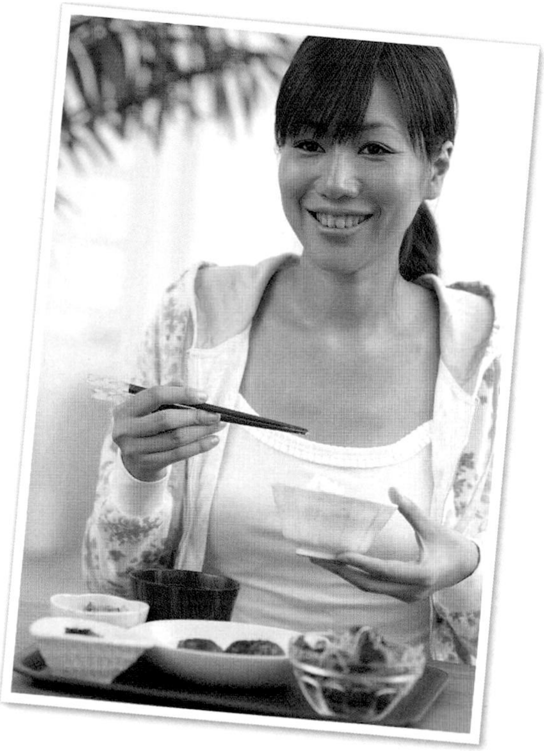

減重會先瘦胸部!?

當肚子餓到極限時，大家常常會覺得「就是現在！」。但其實這時候身體內部為了確保不足的能量，會將**內臟、肌肉的蛋白質分解成能量**使用。當你強忍著不吃東西時，大胸肌等平常較少用到的肌肉部位會開始分解，而從胸部開始變瘦（**糖質新生**）。為了防止這樣的狀況發生，**千萬不要餓肚子**，注意每天都要吃3餐。如果沒辦法進餐時，不妨隨身帶著零食包，補給所需的養分。

←有關零食包請參閱P38

錯誤的減重後果

不變美就毫無意義！

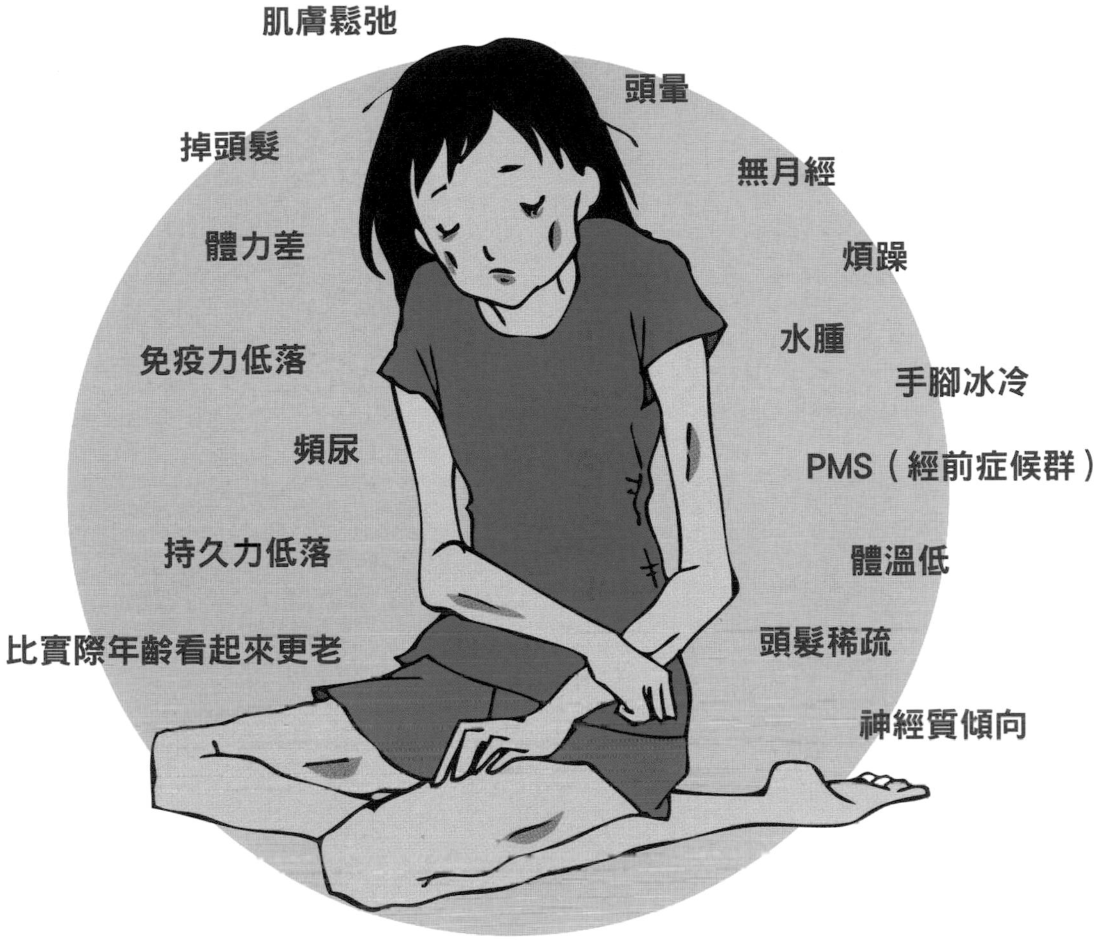

短視的想法導致復胖

錯誤的減重會給您帶來不幸，請捨棄「只要體重減輕就好」、「瘦下來＝幸福」這些短視的想法。宣稱「不需要運動、調整飲食」、「1個月能瘦10kg！」的減重法一定會復胖，並且形成**難以減重的體質**…。你也想要因「雖然瘦下來了卻又復胖」而煩惱嗎？

減重食品或營養補助食品呢？

如果您想靠減重食品，特別是取代減重時期來維持身體所需能量的話，就必須一直持續下去，也有人因為金錢上無法繼續負擔而復胖。營養素最好能**透過飲食攝取**，過度依賴營養補助食品，會形成難以從食品吸收養分的體質…。不過，如果實在無法用餐，或只限於難以攝取的營養輔助使用，應該沒問題。使用時請務必接受醫生、專家指導。

☑ 設定減重目標

就算是「體重不下降」，「身體尺寸已經變小了」也是常有的事。
減重的時候不只是體重，尺寸也應該定期確認。
此外，為了持續並成功減重，應該設定具體的「自我理想目標」。

量尺寸的重點
捲尺不過鬆，拉成直線。
設定測量位置（測量離地板〇cm的地方）等，統一進行。

首先從量尺寸開始

腰圍

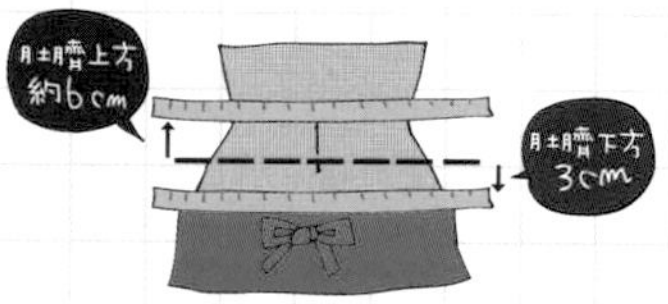

量腰圍時請將雙腳併攏，測量腰部（肚臍上方約6cm處）的周長。下腹部則是測量肚臍下方3cm處的周長。

臀圍

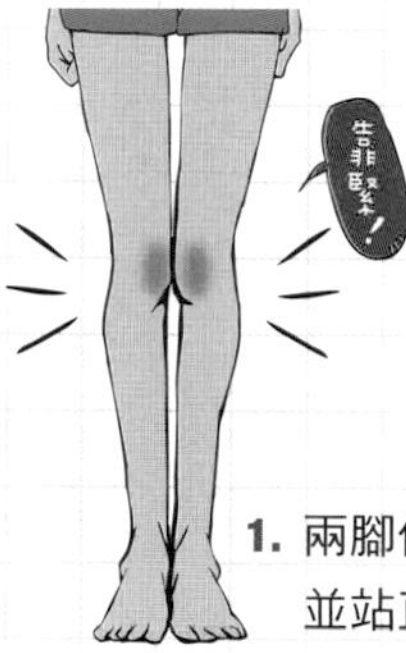

1. 兩腳併攏並站直。

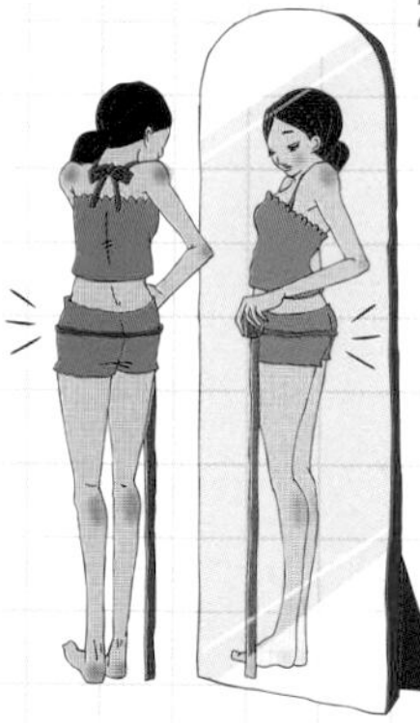

2. 臀部高度因人而異，因此請使用能照全身的鏡子，以刻度尺測量、設定臀部最高處。將刻度尺與地板垂直，測量到臀部最高處的長度（一般而言，身高160cm時，大約是地板上方約75～80cm處）。

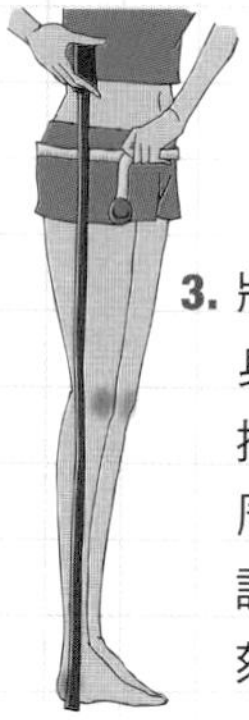

3. 將刻度尺靠在身側，同時以捲尺測量臀部周長。測量時請小心不要將刻度尺捲進去！

小腿

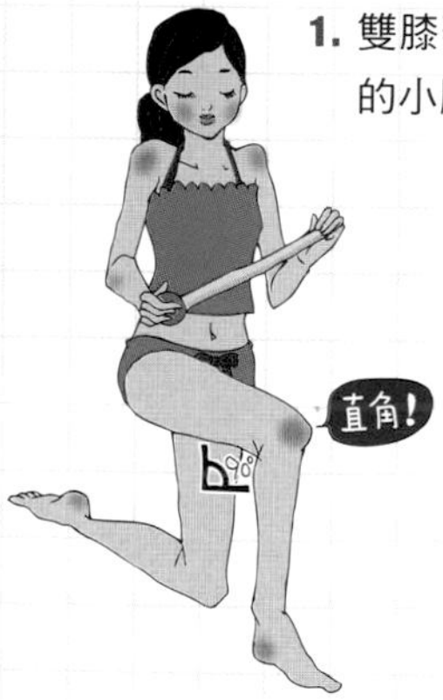

1. 雙膝著地跪下後，將想測量的小腿成直角向前抬。

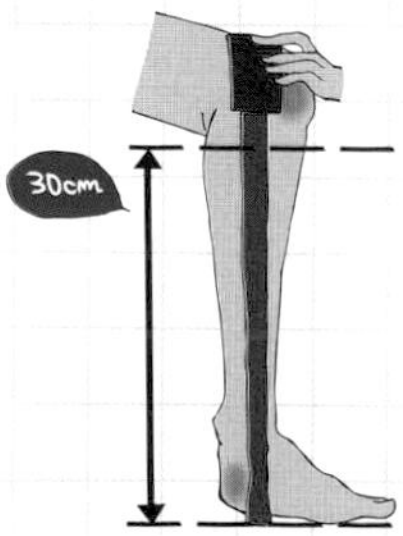

2. 測量小腿最高處（地板上方30cm處）（身高155cm以下為28cm，身高170cm以上則以32cm為參考基準）。

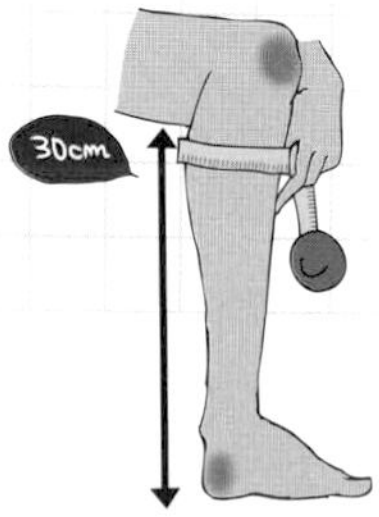

3. 以捲尺測量地板上方30cm處的小腿尺寸。

大腿

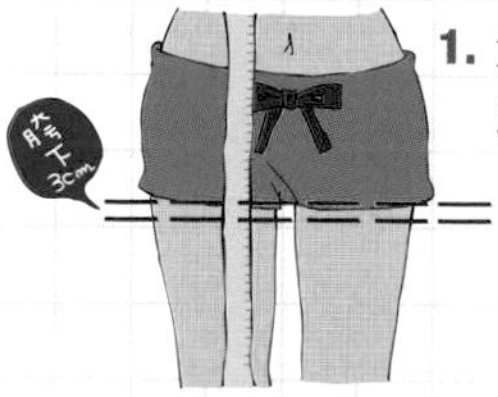

1. 量出胯下3cm處。

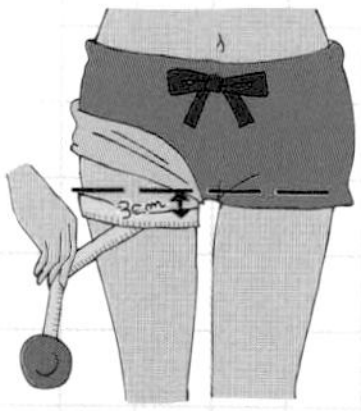

2. 將捲尺移到胯下3cm處，測量周長尺寸。

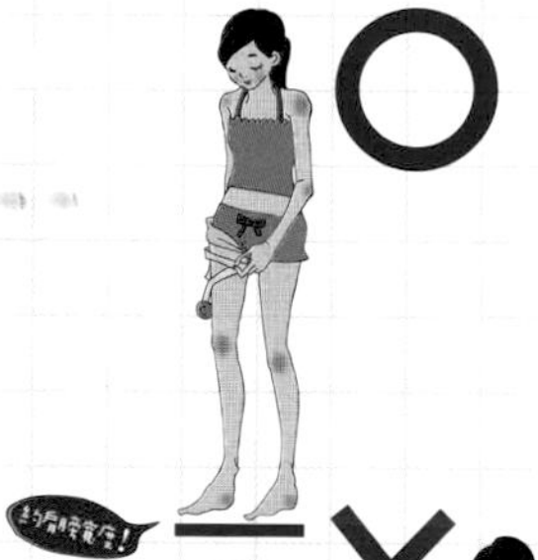

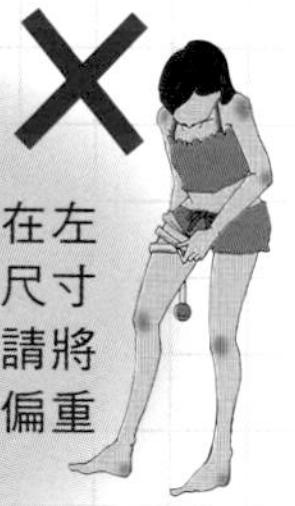

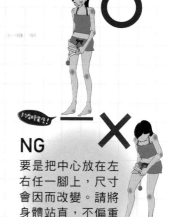

NG
要是把中心放在左右任一腳上，尺寸會因而改變。請將身體站直，不偏重任一邊。

腳踝

腳踝請測量最細的地方。跟測量小腿時一樣單腳向前抬，體重則儘可能不要偏重任一邊。

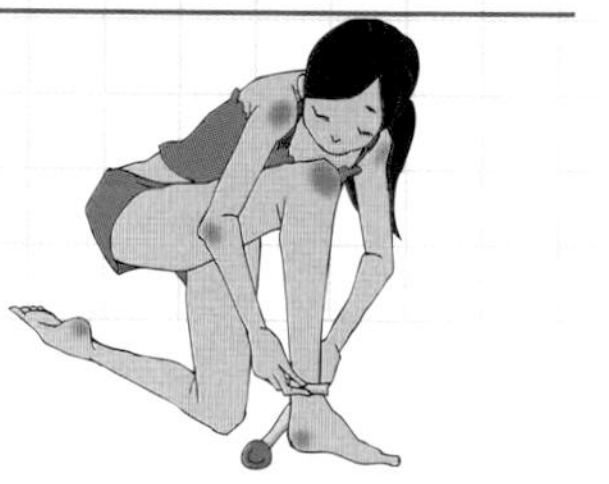

減重成功後想做的事？

（例）穿短褲、穿白褲子　等

你眼中擁有理想身材的女性？

自己的魅力所在？

腰圍

目前 ＿＿ cm

目標 ＿＿ cm

臀圍

目前 ＿＿ cm

目標 ＿＿ cm

下腹部

目前 ＿＿ cm

目標 ＿＿ cm

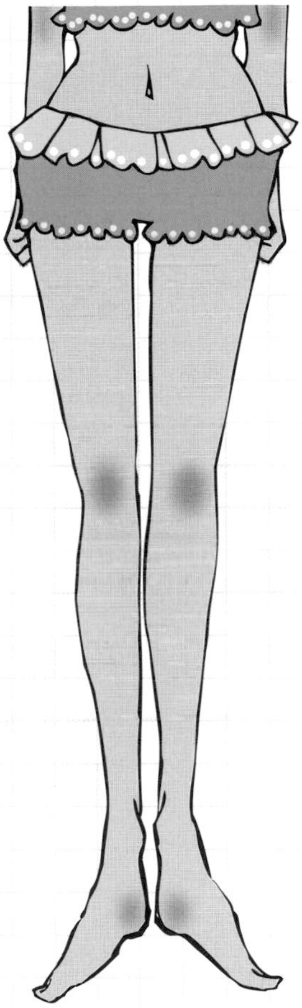

大腿（左）

目前 ＿＿ cm

目標 ＿＿ cm

大腿（右）

目前 ＿＿ cm

目標 ＿＿ cm

小腿（左）

目前 ＿＿ cm

目標 ＿＿ cm

小腿（右）

目前 ＿＿ cm

目標 ＿＿ cm

腳踝（左）

目前 ＿＿ cm

目標 ＿＿ cm

腳踝（右）

目前 ＿＿ cm

目標 ＿＿ cm

填寫理想體型

（例）大腿間有空隙　等

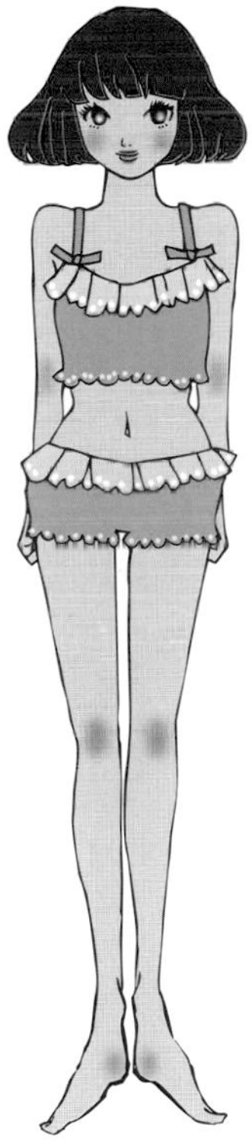

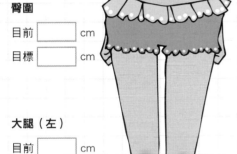

體重	**目前**　　**kg**	**體脂肪**	**目前**　　**%**	**基礎代謝**	**目前**　　**kcal**
	目標　　**kg**		**目標**　　**%**		**目標**　　**kcal**

column

為什麼肚子會餓呢？

當你覺得「肚子餓了」時，主要有三大原因。

1：能量不足

換句話說，就是「肚子餓」的狀態。因為身體需要糖分，所以請用餐吧！很忙的時候推薦您最好能先吃飯糰等碳水化合物充飢，防止因為血糖降低而煩躁。

→參閱P14、15

2：營養不足

要是飲食不均衡，形成身體必須的營養（特別是維他命、礦物質）不足，大腦就會發出「請用餐補給營養」的指令。這種時候只要在日常飲食裡加進涼拌菠菜、蔬菜汁，就不覺得餓了。

→參閱P14、15

3：水分不足

水分不足的時候也會覺得肚子餓。如果你不習慣喝水，就算設定手機鬧鈴提醒也要定期補充水分。

→參閱P31

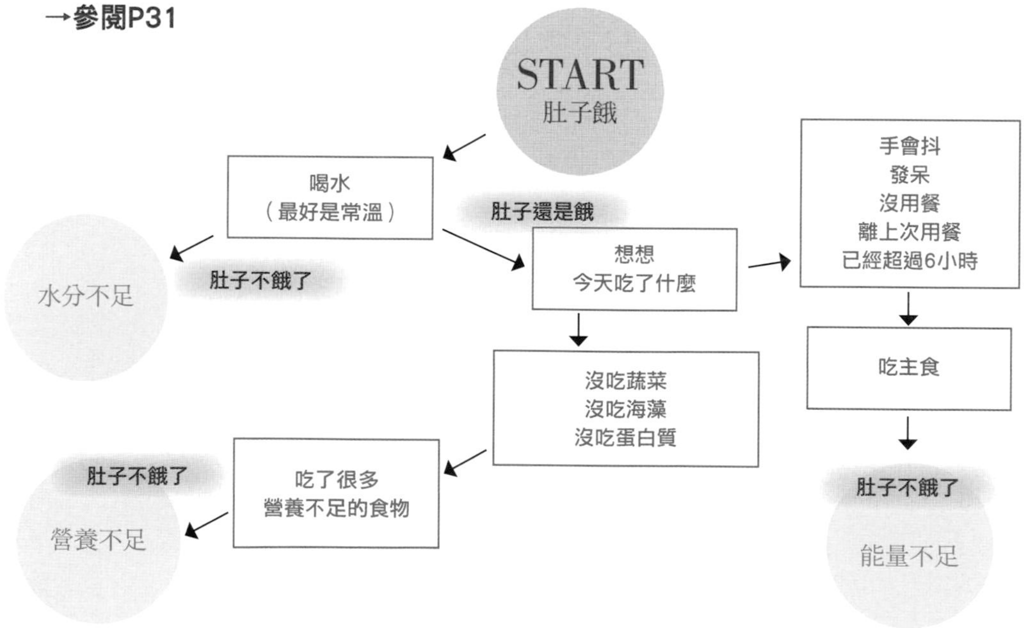

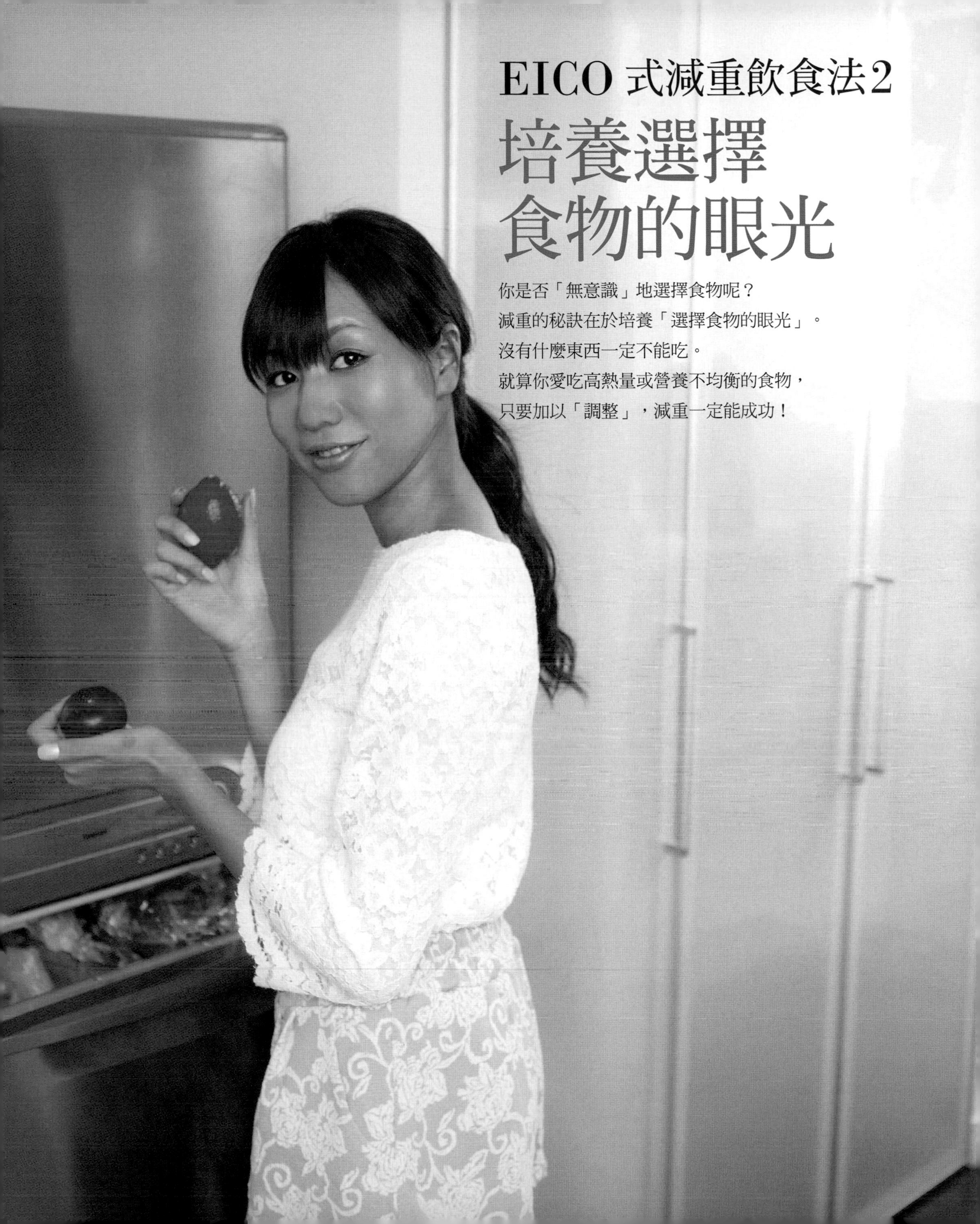

EICO 式減重飲食法2

培養選擇食物的眼光

你是否「無意識」地選擇食物呢？
減重的秘訣在於培養「選擇食物的眼光」。
沒有什麼東西一定不能吃。
就算你愛吃高熱量或營養不均衡的食物，
只要加以「調整」，減重一定能成功！

腳粗的人注意嘍！

2餐吃飯，晚上不要吃麵粉製品

白米是減重的好幫手

碳水化合物因為富含糖質而容易遭到捨棄，其實纖維含量多，能解決便秘問題，有飽足感，是減重的好幫手。**確實攝取糖質，也能壓抑想吃甜食的慾望。**

不過，並非所有碳水化合物吃了都不會胖。麵包、麵條裡除了碳水化合物外，還富含會導致水腫的鹽分、高熱量的油脂等。下半身胖的人，1天似乎都有2餐以上吃麵包、麵條。減重過程中，**晚上最好不要吃麵包、麵條**。

大家常覺得白飯（含糙米、雜穀米）容易讓人發胖，其實煮飯的時候不會用油、鹽，因此推薦多吃飯。減重過程中，建議您**3餐裡有2餐吃飯**，藉以攝取碳水化合物。

你是否確實掌握自己1星期的飲食內容呢？如果連昨天吃了什麼都記不住的話，就要小心了。不妨把自己**1星期裡吃的飯量記錄下來**，讓自己有所自覺。

糖質不足時，沒辦法將蛋白質順利轉換成能量，會轉而消耗肌肉的蛋白質，導致代謝量降低，因此最好能一起攝取蛋白質與碳水化合物。

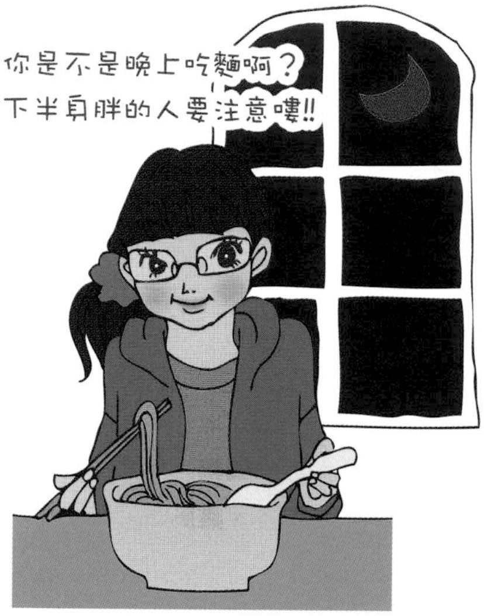

減重好幫手！

積極攝取海藻、菇類

可以吃個過癮熱量又低

菇類、海藻熱量低，卻**富含礦物質、維他命D、食物纖維等從其他蔬菜難以攝取的營養**。因為口感獨特，必須仔細咀嚼，能促進唾液分泌也是好處之一。外食的時候，請儘可能選擇含菇類、海藻的菜色。

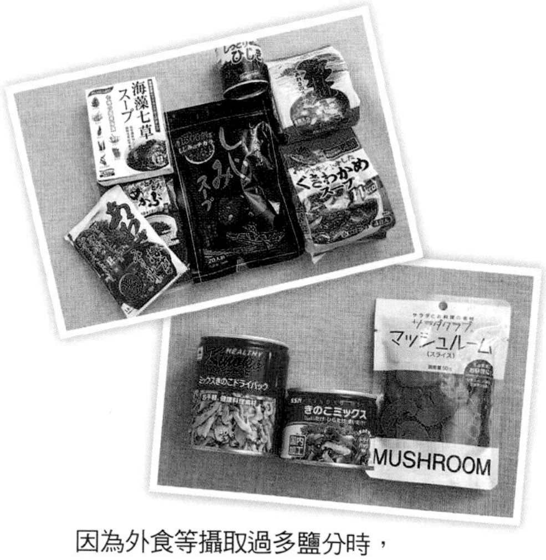

因為外食等攝取過多鹽分時，
隔天請積極攝取海藻類。

確實攝取蛋白質

均衡攝取肉類、魚類、黃豆

很多人都以為減重過程中不能吃肉，但是蛋白質能讓肌膚有彈性，頭髮有光澤，因此如果不適量攝取，說不定會有人告訴你「你瘦了，可是好像變老了耶！」就女性而言，**肉類、魚類的攝取基準是烹調前的生原料一個「拳頭」大**。

因為人是動物，似乎動物性蛋白質比較容易形成皮膚、肌肉。富含植物性蛋白質的黃豆因為碳水化合物含量高，熱量也出乎意料地高，**晚上最好不要多吃**。比起炸雞排，寧可吃煎雞排等，能馬上看出原料是什麼的**簡單烹調法比較適合減重**。

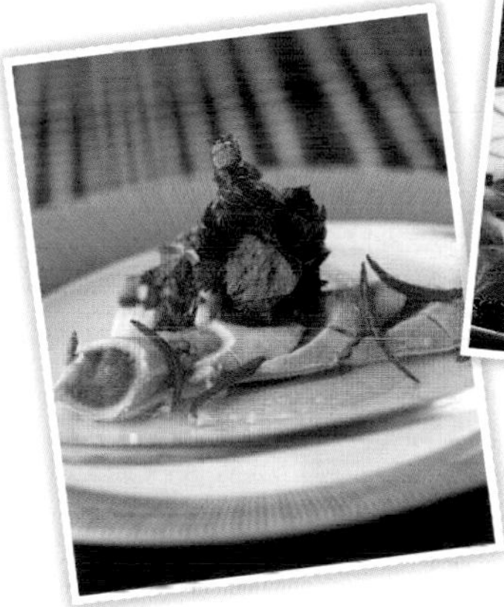

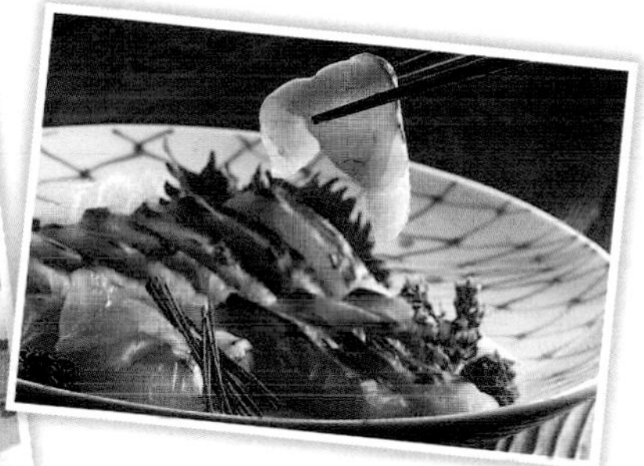

EICO推薦！

1天的蛋白質規則

早餐：黃豆（納豆或豆腐）
中餐：魚類（白肉魚、蝦子、貝類等）
零食：雞蛋（水煮鵪鶉蛋）
晚餐：肉類（瘦肉、雞胸肉）

1餐的蛋白質攝取基準

雞蛋：1顆
牛菲力：100g
雞胸肉：170g（約2條）
鱈魚切片：100g
天然比目魚：80g
蛤蠣：270g

低熱量的蛋白質

白肉魚（鯛魚、鱈魚、比目魚、鱸魚等）、雞胸肉、豬腰內肉、馬肉、螃蟹、章魚、花枝、蝦子、貝類、雞胗、雞肝

高熱量蛋白質

秋刀魚、鰻魚、鰤魚、鯖魚、豬五花肉、絞肉、雞皮

你會選哪邊？

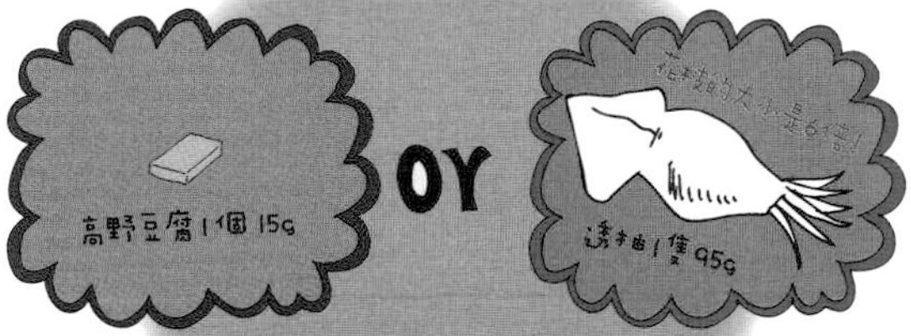

高野豆腐1個15g＝透抽1隻95g
熱量相同！

←有關蛋白質請參閱 P14、15

只注意熱量，其他容易忽略之處！

減重關鍵在於「鹽分」

水腫的原因說不定在鹽分？

如果您腳部會水腫，有可能每天攝取的鹽分過多。

特別是女性脂肪含量少的腳踝部位，如果**周長21cm以上，很可能是因為攝取鹽分過多而出現水腫**！要是忽略「水腫」，可能導致血流惡化、新陳代謝低落，因而發胖。

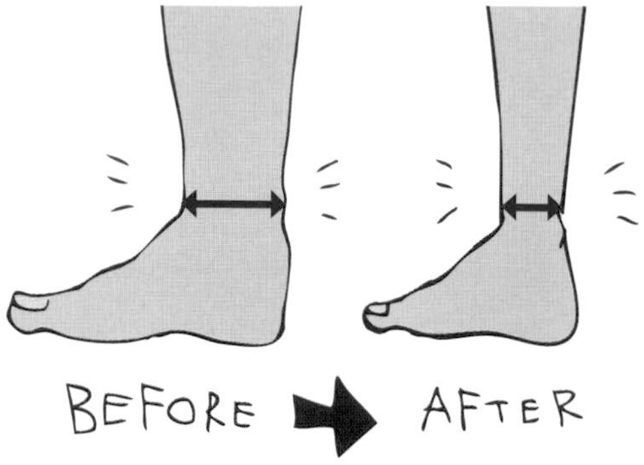

減少鹽分攝取量，腳踝就變細了！

有助於排出鹽分的食物、鹽分含量高的食物

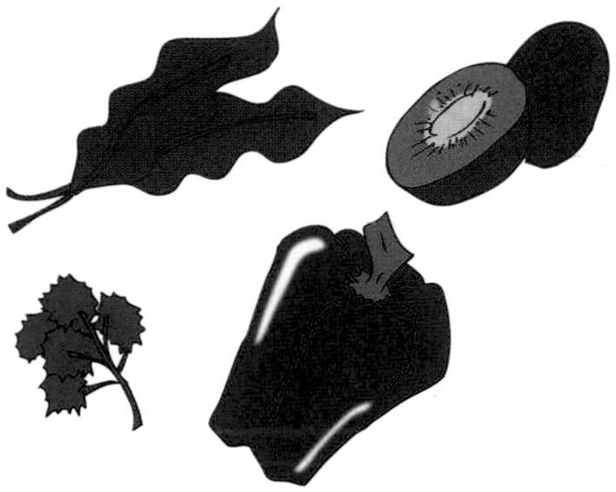

有助於排出鹽分的營養素是鉀，如果您吃了重口味的菜餚，下一餐就請積極攝取鉀含量高的食物吧。

海藻、**甜椒**、**香芹**、**奇異果**等。特別是海藻熱量低，是減重的好幫手。

醬菜、魚乾、拉麵、蕎麥麵等的麵湯、湯品、零食、肉類加工品（火腿或培根等）、鹽醃製品（明太子、醃漬魚類內臟等）、料理麵包的鹽分含量都高，請特別注意。

食品營養表上記載有鈉含量，
您知道這並非鹽分含量嗎？鹽分相當量的計算公式為…。

鈉含量（mg）x2.54÷1000＝鹽分相當量（g）

日本人的鹽分攝取量據稱平均每天11～12g，日本厚生勞動省推薦的鹽分攝取量則是男性10g以下、**女性7.5g以下**。看來似乎很養生的速食冬粉，要是連湯都喝的話，竟然會攝取高達4g的鹽分…。如果因為在減重而勉強吃速食冬粉忍耐的話，不如好好吃沙拉、烤魚，不僅鹽分含量低且營養價值高…您知道嗎？

減鹽技巧

為了減少鹽分，請將家裡的**味噌、醬油等調味料改用低鹽產品**。因為低鹽產品容易壞，推薦您放在冰箱保存。

以鹽分以外的食品代替調味也是重點。例如使用美味高湯、香草鹽、煙燻醬油等，就算鹽分含量低也能調配出令人滿足的味道。

此外，檸檬的酸味能加強鹹味，所以我自己煮飯時會把檸檬當成醋來用。檸檬爽口且香氣濃郁，只用一點點鹽也能感到滿足。

吃烏龍麵、拉麵等湯麵時，可以不要用湯匙，就能避免因為喝太多湯而攝取過多鹽分。日常生活中稍加注意，其實減鹽並不難。

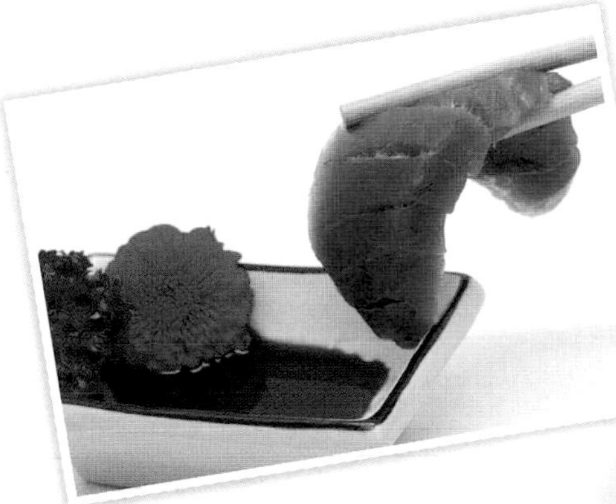

借助香氣

香氣能控制鹽分攝取過量，將食材加以燒烤、炙烤，或使用有煙燻風味的調味料等，不妨在烹調法上下工夫。

「沾」調味料品嚐

醬油、醬汁等與其淋在食物上吃，不如沾著吃，更能控制鹽分攝取。此外，比起將鹽等調味料混進菜餚裡，不如沾著吃更能減鹽。

增添風味

加進柚子、紫蘇、蘘荷、香草等香味蔬菜與海苔、柴魚等配料，就能增添風味，口味清淡也一樣覺得好吃。

酸味能強調鹹味

酸味有強調鹹味的效果，檸檬、酸橘、柚子等柑橘類或醋用來涼拌、淋在燒烤菜色上，即使鹽分不多一樣能感到滿足。

營養師告訴我「什麼都能吃，但要小心鹽分。特別是不要把醬菜當蔬菜吃」。

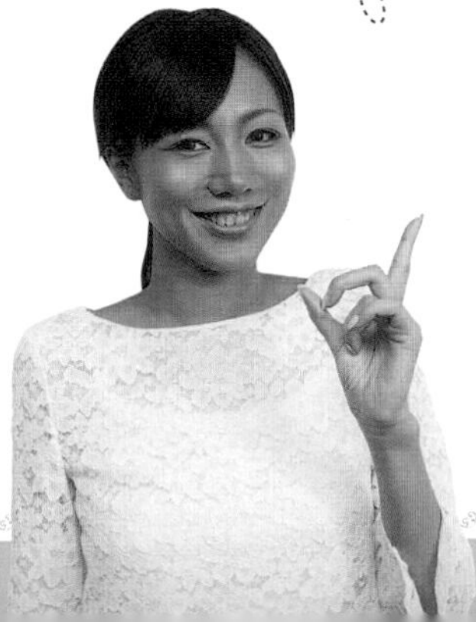

香辣口味

辣椒、胡椒、咖哩粉等辛香料能讓口味有變化，鹽說不定只要用來提味就好。

水腫的機制

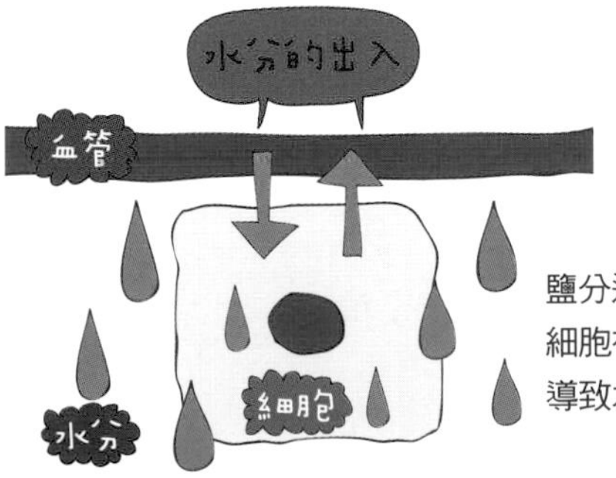

鹽分過多時，細胞裡會積水，導致水腫…。

有效控制油膩食物

愛吃辣的人必讀！

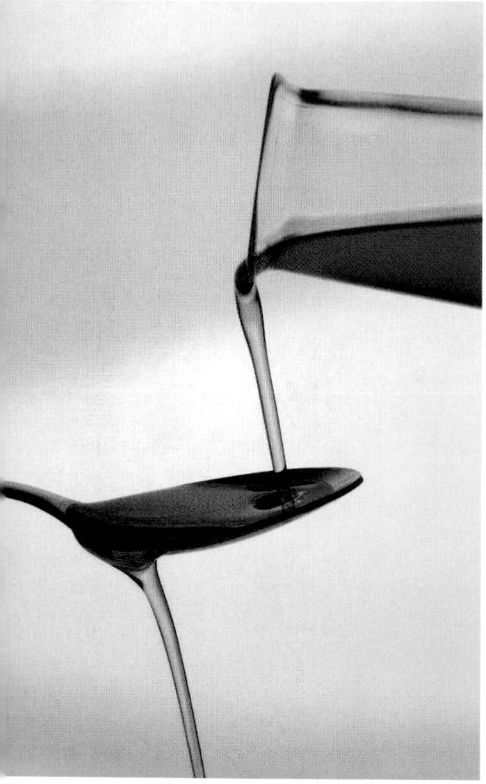

●沙拉油	●橄欖油	●芝麻油
●核果類	●奶油、乳瑪琳	●酪梨

↓

油脂

蛋白質、糖質的熱量為1g約**4kcal**，**油脂則為9kcal**（體脂肪熱量約7kcal）。人類作為動物有確保熱量的本能，因此有偏好油脂含量高且熱量效率高食物的傾向。據稱會覺得鮪魚肚肉比瘦肉好吃，也是因為油脂含量高。

辣食物能讓人變瘦？

辣味能與油脂結合帶出辣味，因此辣食物大多比較油膩。吃辣食物會讓人流汗，所以不少人以為「吃辣食物會變瘦」，但是**熱量也出乎意料地高，而且比較鹹**，要特別注意。例如吃擔擔麵的時候，要是連湯都喝，1餐攝取的鹽分量就會遠超過每天所需份量，而且會攝取超過1000kcal的熱量。

如果一定想吃油炸食物

- ●自己做的時候，請不要油炸，而是薄薄裹上一層油後**炙烤**。
- ●如果是買現成的，請鋪上厚**廚房紙巾**後，以微波爐加熱。
- ●把吸滿油的高熱量麵衣**拿掉一半**後再吃。
- ●油會轉換成能量，**減少**攝取同樣會成為能量的**碳水化合物份量**。
- ●**早上**吃而非晚上吃。
- ●訂定規則，**外食**的時候才吃。

你會選哪邊？

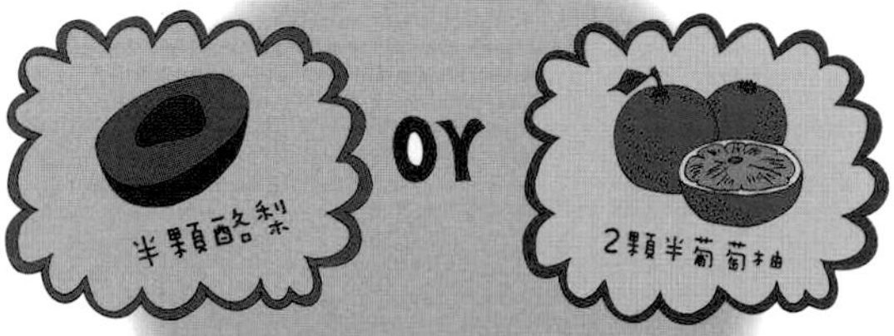
半顆酪梨
or
2顆半葡萄柚

半顆酪梨＝2顆半葡萄柚

熱量相同！

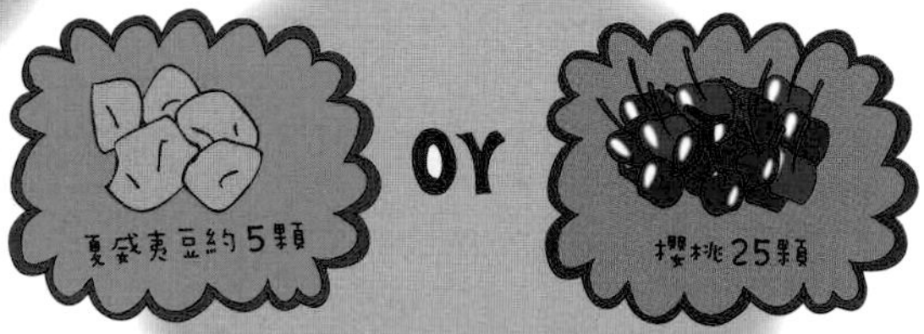
夏威夷豆約5顆
or
櫻桃25顆

夏威夷豆約5顆＝櫻桃25顆

熱量相同！

猶豫不決的時候就不要選！

避免吃或喝白色的食物、飲料

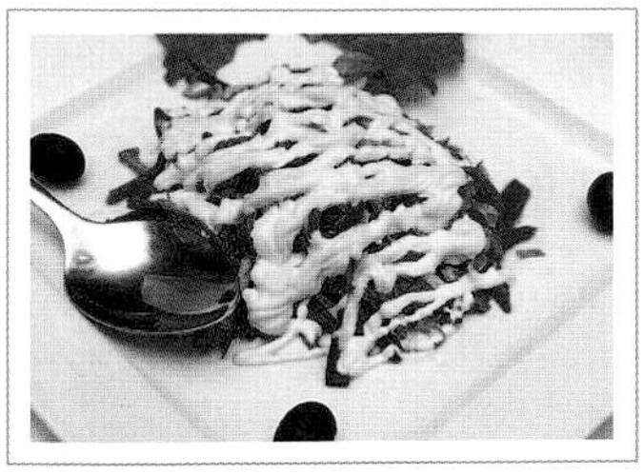

- 美乃滋
- 凱撒沙拉醬
- 千島沙拉醬
- 法式沙拉醬
- 香蒜鯷魚熱沾醬

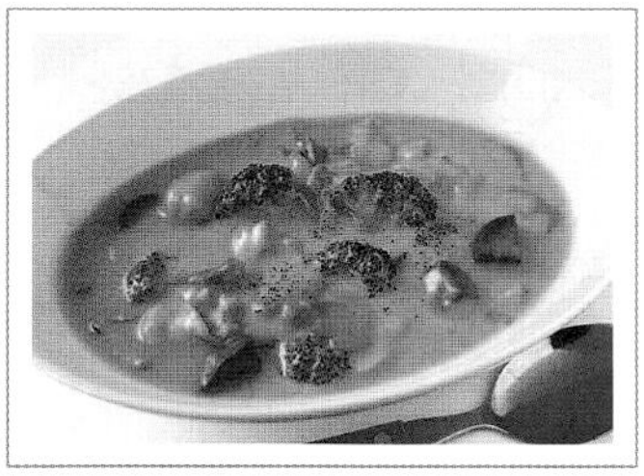

- 奶油濃湯
- 濃湯醬
- 馬鈴薯冷湯
- 焗烤
- 奶油義大利麵

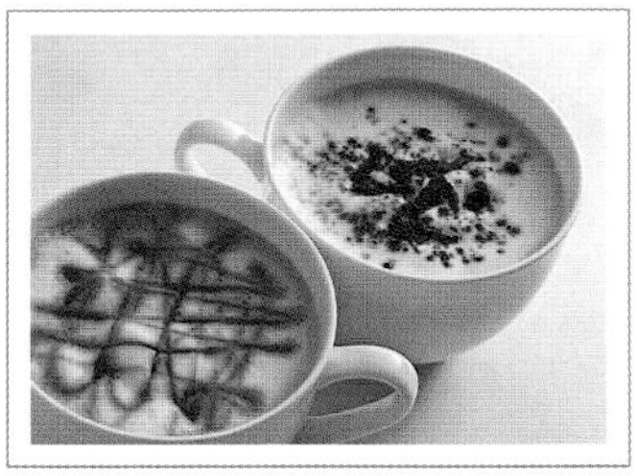

- 咖啡拿鐵
- 奶昔
- 拉西
- 印度奶茶
- 優格飲料

高熱量的食物大多是乳白色！

想判斷熱量高不高時，**白色**是一個判斷基準。乳脂肪含量高的食物、油乳化的食物大都是白色（＝乳白色）。當您不曉得該選擇哪邊時，儘可能**不要選白色的食物**，每天攝取的熱量自然就會變低。

不小心發胖的原因之一是**咖啡歐蕾**，因為含有牛奶，每杯熱量約100～150kcal，甚至可能比小蛋糕的熱量還高。工作休息時間或在家裡放鬆的時候，無意識地喝上好幾杯，光這樣就可能攝取相當高的熱量…。

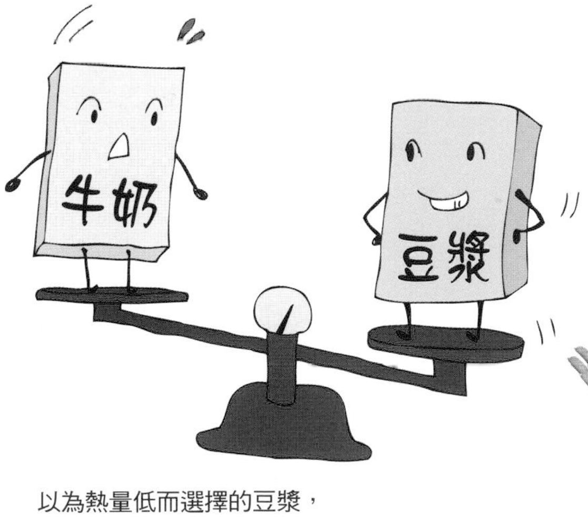

以為熱量低而選擇的豆漿，
其實熱量比牛奶高喔！

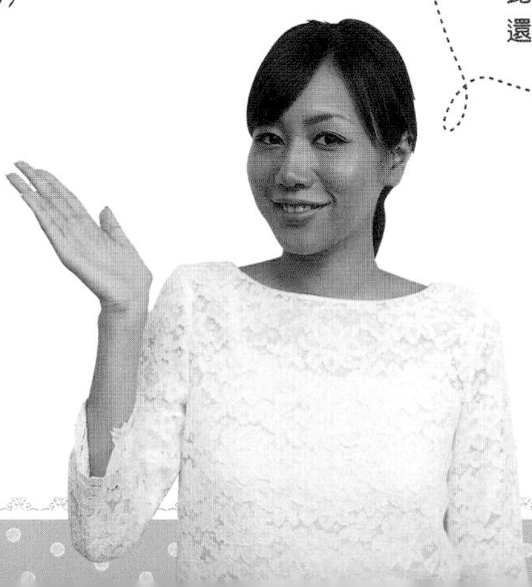

改喝低脂牛奶能降低約40%的熱量。很多人都以為豆漿比較養生，其實熱量比牛奶還高30%！

是否攝取過多碳水化合物？

以為是蔬菜，吃了反而變胖的食物

富含碳水化合物的蔬菜

您知道燉菜裡其實有很多消化、分解後會**形成糖質**嗎？正如有些國家以蕃薯為主食，芋頭、蕃薯、馬鈴薯等蕃薯類屬於碳水化合物，分類為糖質。很多人以為南瓜屬於胡蘿蔔素、豆類屬於蛋白質，但其營養素以糖質的含量最高。實際上蓮藕也一樣。

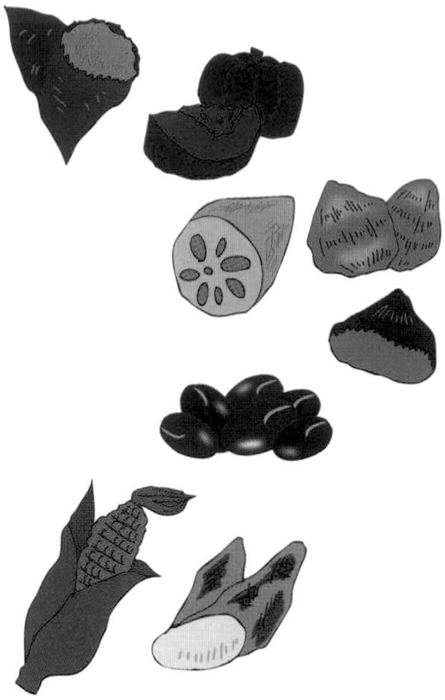

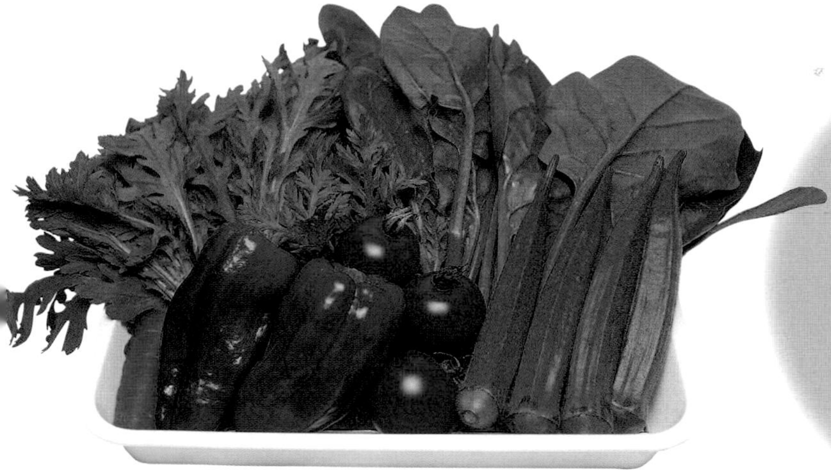

蔬菜350g大概是這個份量。很多人都沒有攝取到目標份量。首先1天喝1瓶蔬菜汁補充營養吧！

請多吃黃綠色蔬菜，特別是青菜

纖維含量高，能有效攝取身體必須的營養。外食想適量攝取比較困難，請在家積極攝取。不妨活用冷凍菠菜等。

⬅請參閱 P48

每天攝取350g蔬菜

顏色深的黃綠色蔬菜＋顏色淺的淡色蔬菜＝350g為目標攝取量。能攝取維他命、礦物質、食物纖維，熱量低又有飽足感，是減重的好幫手。做成生菜吃的量有限，建議您涼拌或加熱後品嚐。

蔬菜汁選擇法

- 100%的蔬菜汁
- 不含碳水化合物蔬菜
- 不含食鹽、砂糖
- 不含水果

蔬菜種類

- 菠菜
- 小松菜
- 茼蒿
- 蕹菜
- 韭菜
- 青江菜
- 國王菜

等

你以為是肉嗎？

培根、維也納香腸跟油一樣

能隨興攝取的蛋白質？

培根、維也納香腸因為能隨興品嚐，非常受歡迎，但是千萬別當成零食常吃！這些加工食品有脂肪、鹽分含量高等問題…。

注意培根、維也納香腸的吃法

肉類加工食品會妨礙下半身的瘦身效果，主要有以下3大理由。

- **鹽分過多是造成水腫的原因**
- **脂肪含量多，容易攝取過多熱量**
- **明明是肉類，蛋白質含量卻很少**

在平底鍋裡煎培根、維也納香腸，會發現流出好多油，令人驚訝，您就知道油份含量有多高了。**培根、維也納香腸裡所含的營養中，脂肪最多，**而非蛋白質。

也許有人會認為「今天已經吃了培根，蛋白質攝取量已經ＯＫ了」，但是跟肉類、魚類比起來，蛋白質含量非常少，因此這樣的想法會導致營養攝取失衡。

不少義大利麵、通心麵裡都有培根、維也納香腸，因此點餐前請再次考慮是否真的非吃不可。

此外，偶爾去吃義大利菜，品嚐美味的生火腿是沒問題，但要小心別因為方便就常吃。

不要因為無意識地吃而變胖。

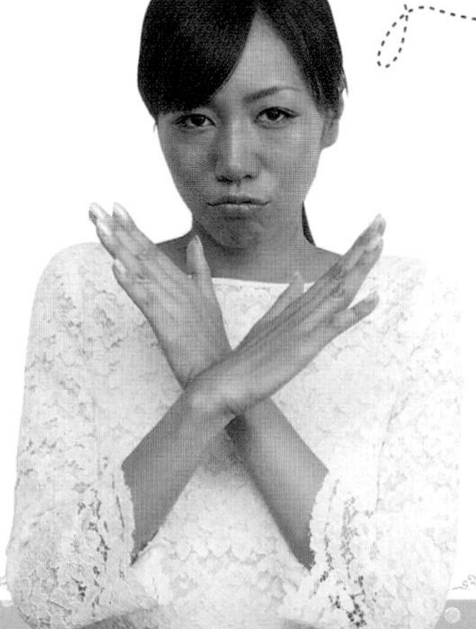

您會選哪邊？

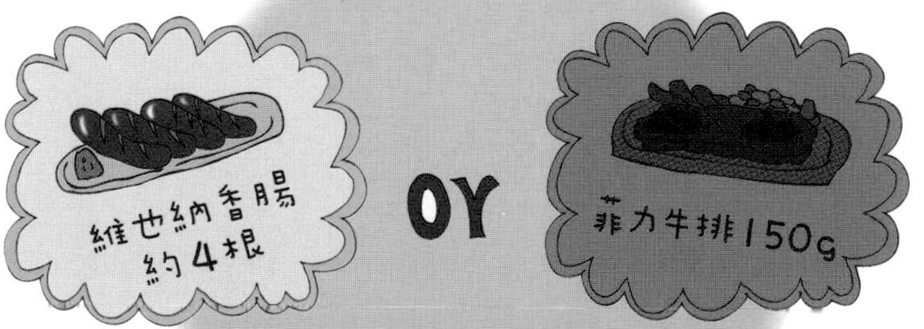

維也納香腸約4根＝菲力牛排150g

熱量相同！

減重時要少吃的食物

FUGUWADOKOKARAOSU口訣

「FUGUWADOKOKARAOSU（※日文：ふぐはどこからおす）」是蔬菜份量少，熱量高，營養不均衡的飲食口訣，請記住，減重的時候請儘可能少吃！

營養均衡的飲食色彩鮮豔，外食的時候如果不曉得該吃什麼時，就選色彩鮮豔的食物吧！

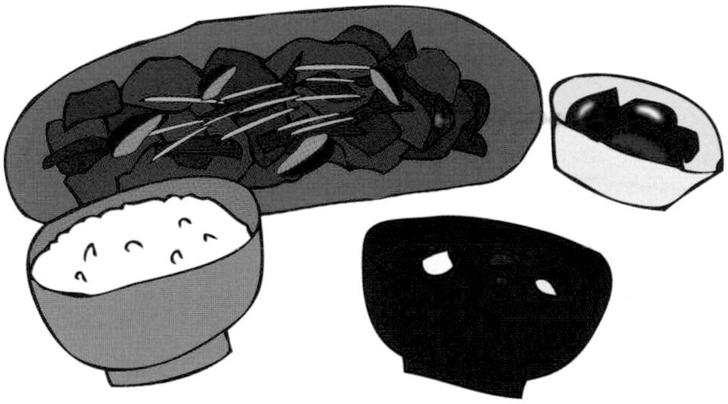

FUGUWADOKOKARAOSU口訣

FU … 炸薯條

GU … 焗烤麵

HA … 漢堡、漢堡排

DO … 蓋飯類、焗烤飯

KO … 可樂餅、玉米湯

KA … 炸雞塊、速食麵、咖哩

RA … 拉麵

O … 蛋包飯

SU … 義大利麵、壽司

上述食物如果「都是最愛」，就糟糕了！因為都是碳水化合物、脂肪的組合，幾乎不含有助於分解、代謝的維他命、礦物質。

※編註：皆取食品名稱第一個日文字來當作口訣。

想要瘦得漂亮，營養均衡的飲食非常重要，因此僅限真的想吃的時候再吃吧！

您會選哪邊?

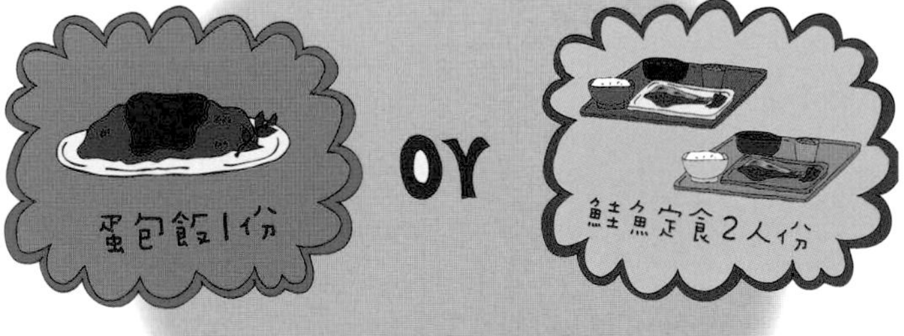

蛋包飯1份＝鮭魚定食2人份

熱量相同！

是否攝取足夠的水分？

適量攝取水分，能提高減重效率！

比起含糖飲料，寧願喝水或茶

天氣一變熱，就容易流汗。身體會設法**保持一定的水分**，口渴時應該會想喝水。如果不加考慮地喝加了果汁、牛奶、豆漿的含糖飲料，就會不小心發胖⋯。雞尾酒也一樣是含糖飲料，因此會攝取過多熱量！隔天建議您運動調整。

如果想喝飲料，**推薦您喝水或茶**。特別是麥茶能攝取礦物質，有助於消除水腫。不過含酒精飲料請不要當成水分來計算。

減重時為了控制鹽分攝取會少喝湯，導致水分攝取量變少，請積極補充水分。

← 如何喝酒：請參閱P41

1天的水分攝取量參考基準為體重（kg）x30mℓ

例如體重50kg的人，就等於是1500mℓ。

不要一邊用餐一邊喝飲料

一邊用餐一邊喝飲料，會讓唾液變淡，食物的消化成份也會減半。此外，這樣會把食物沖進胃裡，不曾經過咀嚼，容易造成狼吞虎嚥或沒有飽足感。因此最好在用餐前後喝飲料。

水分不足時，會誤以為肚子餓而吃太多，或導致新陳代謝減緩，脂肪燃燒效率低落。

喝水也胖的秘密

有人說自己「喝水就會變胖」，然而儲存於人體內的水分有上限，多餘的水會排出體外，因此不會因為喝水變胖。相反地，如果想減重，攝取適量水分非常重要。覺得自己「喝水就會變胖」的人，該不會喝的是果汁或咖啡歐蕾吧⋯？

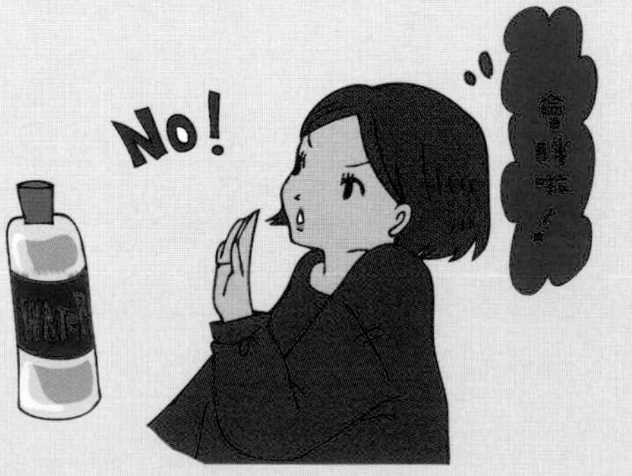

100kcal換算

想亂吃時的抑制力

我把100kcal的食物列成左側的一覽表。消耗100kcal則需要做左側一覽表裡的運動。您真的願意做這些運動來消耗攝取的熱量嗎？

如果不想運動就不要吃，如果就算必須運動也想吃，那麼吃完以後就以運動來調整吧！

比較100kcal的消耗量與攝取量！

不需要進行嚴格的熱量限制，但是如果無意識地老是選容易發胖的食物來吃，減重就沒有意義了！請聰明選擇您的食物吧！

消費100kcal的運動量（50kg・30歲女性）

運動內容	時間
散步	60分鐘
打掃	49分鐘
騎自行車	37分鐘
輕鬆的舞蹈	33分鐘
有氧運動	27分鐘
跳繩	15分鐘
鍛鍊肌肉	13分鐘
跑步	10分鐘
游泳（自由式）	6分鐘

能攝取100kcal的食品

食品名稱	數量
杏仁、開心果	16g
洋芋片	約9片（18g）
可頌麵包	1/2個（23g）
速食麵	約1/5碗（23g）
鹽味米果	約1片（26g）
小泡芙	約5顆（44g）
日本饅頭	約1個弱（38g）
生火腿	38g
肉包	約1/4個（38g）
納豆	1盒（50g）
紅豆飯	50g
冰淇淋（普通脂肪）	56g
白米	約1/2碗（63g）
黑鮪魚瘦肉	81g
豬肉（里肌肉）	88g
雞肉（雞胸肉）	94g
香蕉	約1根（118g）
鱈魚	2片（125g）
豆芽菜	約1袋（275g）
草莓	1盒（300g）
蛤蠣	1.3盒（338g）
生香菇	5.5盒（550g）
海帶	3.6袋（912g）
蒟蒻	8袋（2kg）

如果覺得想吃東西，
就看看這張表吧！

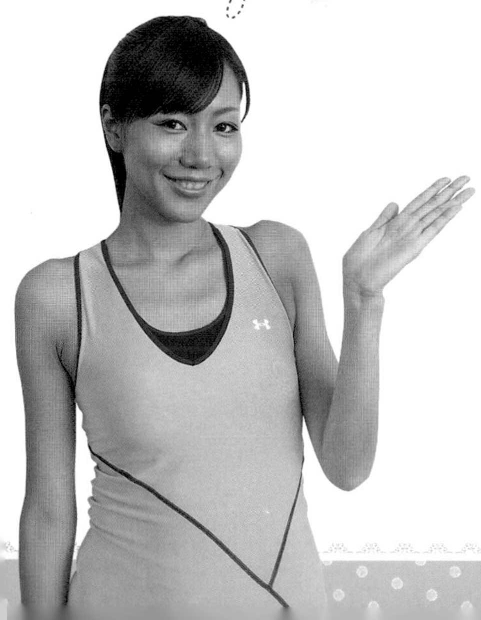

EICO 式減重飲食法3

猶豫不決時就吃這個吧！

我因為工作的關係每天會有2～3次外食，
但是已經保持苗條身材約10年左右。
就算外食次數多，還是能夠減重！
我收集了能供各位參考的菜單，
當您在減重中不曉得該吃什麼好的時候，歡迎參考。

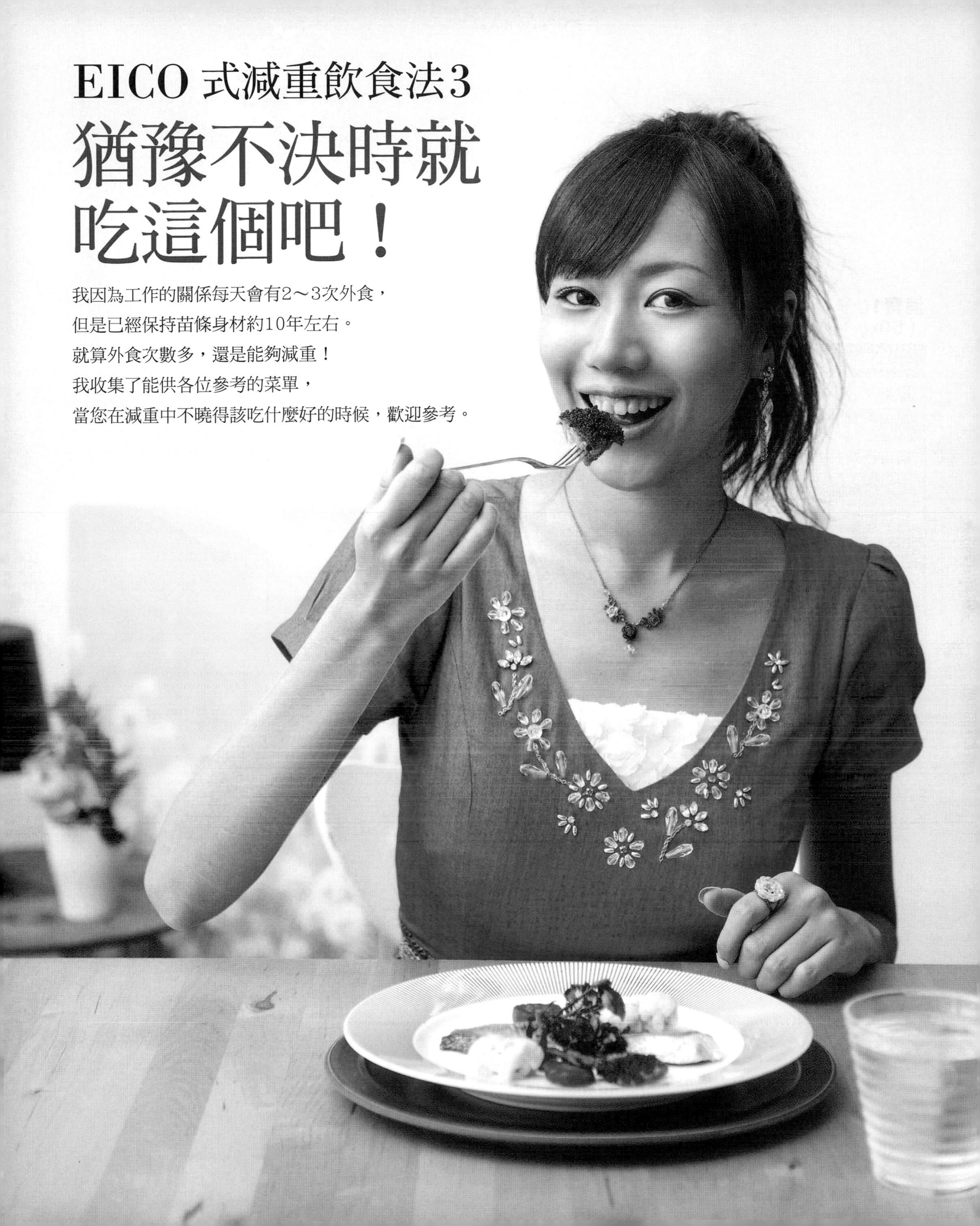

西餐

●特徵

以沙拉等方式輕易地攝取**生鮮蔬菜**。**主菜**如果**選擇海鮮類**，就算份量十足，熱量還是很低，值得推薦。如果**不曉得該選什麼好時**，請選擇番茄口味。

●如果正在減重

生奶油、橄欖油、起司等油脂含量過高。也要避免少吃義大利麵、麵包。熱量高的甜點也要注意喔！

http://www.lapausa.jp/

如果到LaPausa用餐的話可以點

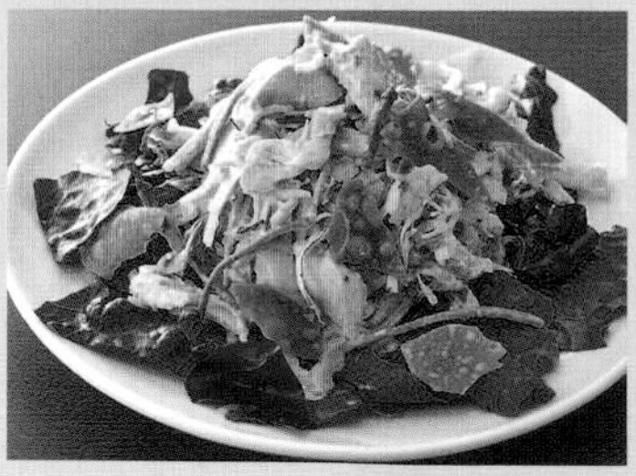

Lapa雞肉沙拉

不只是蔬菜，還含有雞肉。含蛋白質的蔬菜沙拉，請選擇烹調簡單的種類。

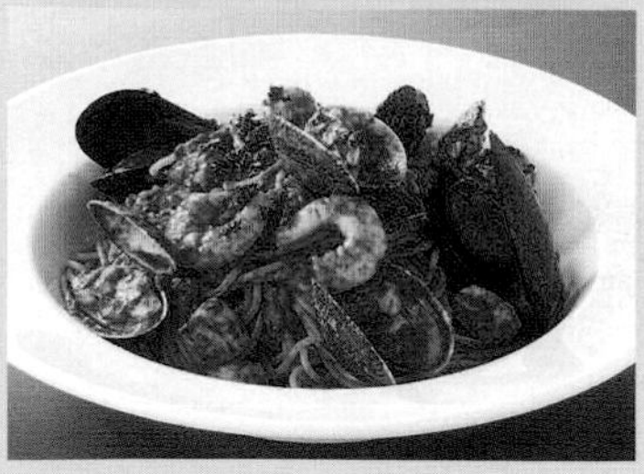

海鮮義大利麵

高蛋白質且熱量低的海鮮份量十足。殼很多，能讓您放慢用餐速度也是重點。番茄口味而非奶油口味也值得推薦。

＊2012年9月菜色資訊。

日本料理

●特徵

烹調法大多為低熱量，推薦您吃能攝取到**大量蔬菜**、**蛋白質的鍋物料理**。蔬菜攝取不足的時候可以再加點單點的**涼拌鮮蔬或醋拌海帶芽**。

●如果正在減重

蕃薯、南瓜等碳水化合物含量高，怕下半身發胖的人請避免吃燉菜。以免鹽分含量高，小心水腫。

http://www.ootoya.com/

如果到大戶屋用餐的話可以點

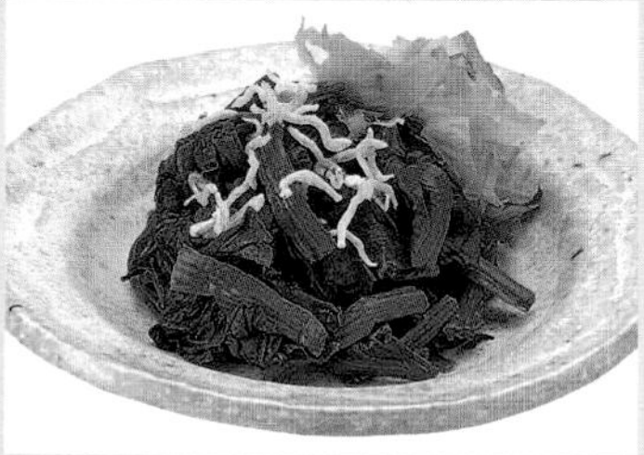

涼拌小魚菠菜

菠菜有「綜合營養蔬菜」之美稱，富含維他命、礦物質、食物纖維等營養。也能補充女性容易不足的鐵質。

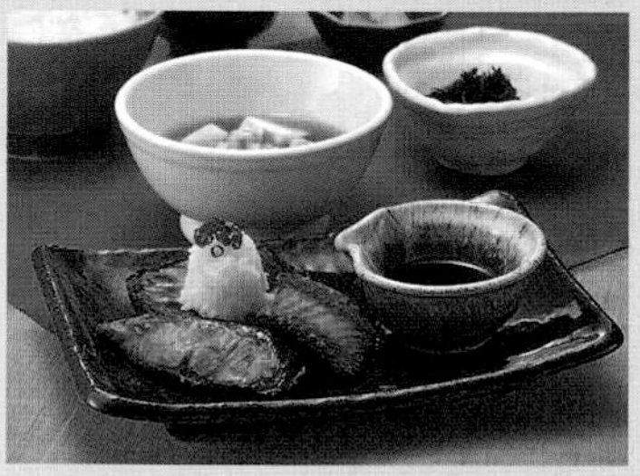

炭烤花魚定食

飯類若選飯量較少的雜穀米更好。花魚的份量對女性來說剛好，還附有白蘿蔔泥、羊栖菜，能均衡攝取營養。

＊2012年9月菜色資訊。

中菜

●**特徵**

容易攝取到富含維他命、礦物質的**黃綠色蔬菜**、低熱量且高蛋白的**海鮮**。推薦選擇清蒸菜色。午餐如果選擇**熱炒定食**，就會非常均衡。

●**如果正在減重**

煎餃、燒賣等點心的碳水化合物含量高，小心別吃過量。湯、湯麵等則是鹽分含量高，晚上最好不要吃。

http://www.skylark.co.jp/bamiyan/

CHINESE RESTAURANT バーミヤン

如果到Bamiya用餐的話可以點

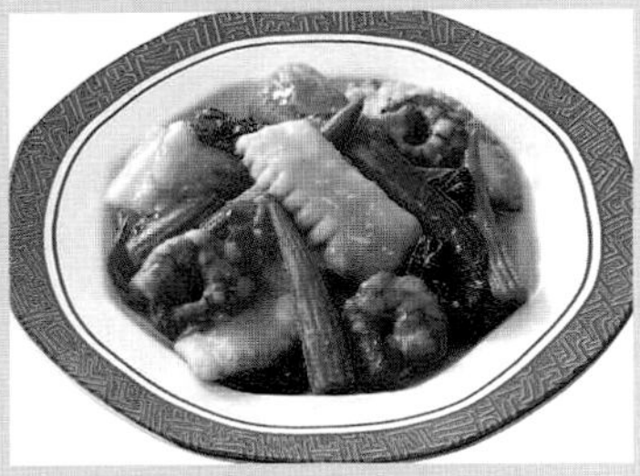

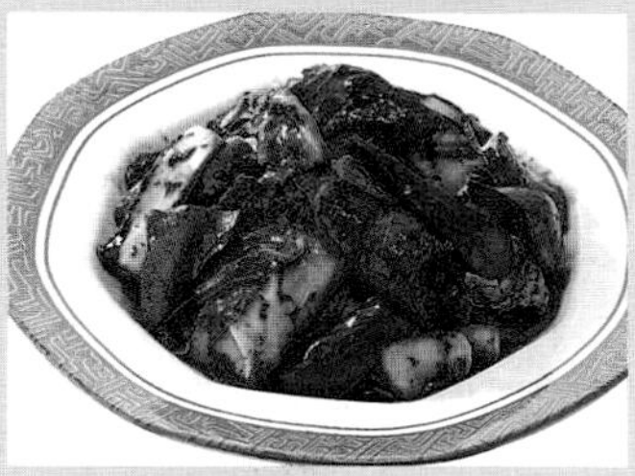

鹽味熱炒蝦仁、花枝、青江菜

能吃到外食時不容易攝取的黃綠色蔬菜—青江菜。還有低熱量卻高蛋白的蝦仁、花枝，份量十足。

回鍋肉

含高麗菜等大量蔬菜、肉。中菜因為用油量多，不少人選擇少吃，但富含蔬菜的菜色也多。不妨減少飯量。

＊2012年10月菜色資訊。

異國菜（泰國菜、越南菜）

●**特徵**

蔬菜菜色，特別容易攝取到礦物質、維他命D含量豐富的**菇類**。白色的甜點少也值得一提。

●**如果正在減重**

河粉、生春捲皮等可能導致碳水化合物攝取過量。此外，辣味菜色、油炸菜餚多，請小心油脂份量。

http://www.monsoon-cafe.jp/

MonSoon

如果到Monsoon Café用餐可以點

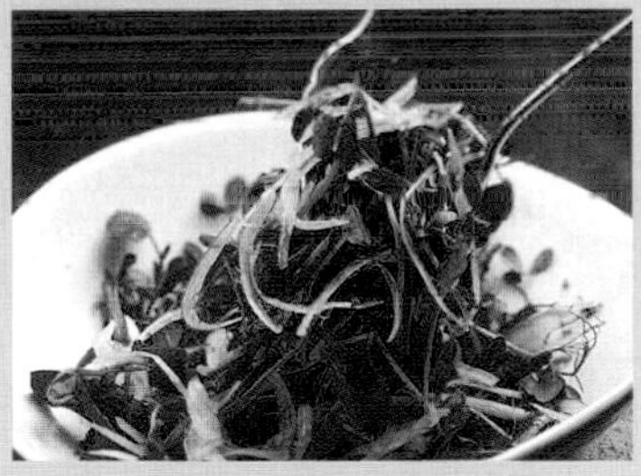

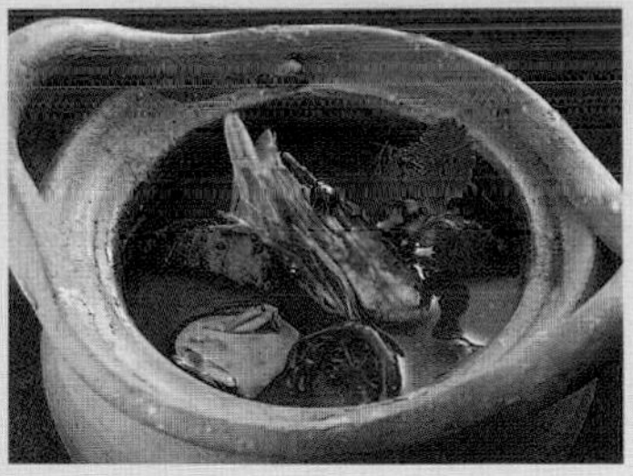

空心菜、菠菜沙拉

空心菜營養豐富，富含維他命B_2、維他命E、鐵質、鈣質、胡蘿蔔素。還含有菠菜的優質黃綠色蔬菜沙拉！

天使蝦泰式酸辣湯

含大量蝦子、菇類、辛香料的湯品，食材豐富。帶酸味的泰式酸辣湯能強調鹹味，也有減鹽效果。

＊2012年9月菜色資訊。

家庭餐廳

●特徵

如果找不到營養均衡的定食餐點時，推薦您**自己以定食方式點餐**。菜色都附有照片，而且均標示了熱量、鹽分的含量，非常容易選擇喔！

●如果正在減重

儘可能避免點類似蓋飯的單品料理、油炸、培根或香腸、廉價甜點等。

ガスト http://www.skylark.co.jp/gusto/

如果在Gusto用餐可以點

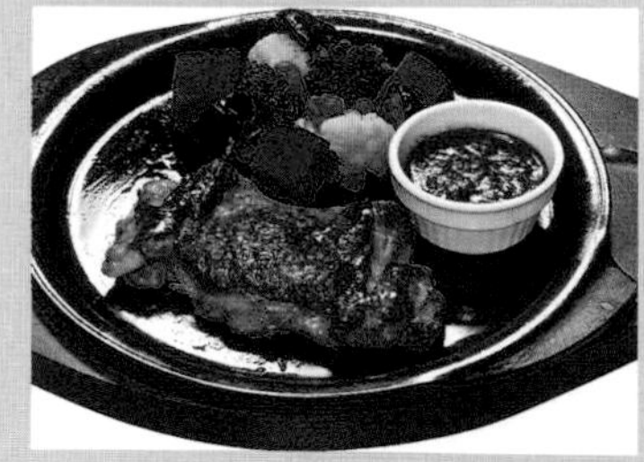

烤嫩雞肉（單份）香蒜醬汁

單點熱量為429kcal！如果有南瓜、蕃薯、玉米等配菜，請將飯量減半。雖然是主菜，鹽分含量不高，值得推薦。

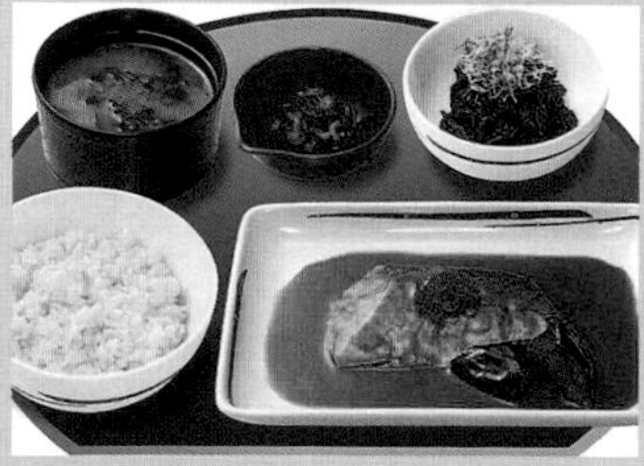

味噌口味 燉鯖魚日式御膳

1份592kcal，對女性來說熱量剛好。魚類是主菜，還有蔬菜配菜，味噌湯裡則有海帶芽，營養均衡。應該能吃得很飽。

＊2012年10月菜色資訊。

居酒屋

●特徵

以能看得出**烹調前樣子**為基準來選擇，就能組合出養生餐點。生魚片、海藻沙拉等，**海鮮菜色多**的店家值得推薦。

●如果正在減重

油炸、毛豆小心不要吃過量，也要小心鹽分含量高的下酒菜。

http://www.amataro.jp/ 手作り居酒屋 甘太郎 AMATARO

如果在手作居酒屋 甘太郎用餐可以點

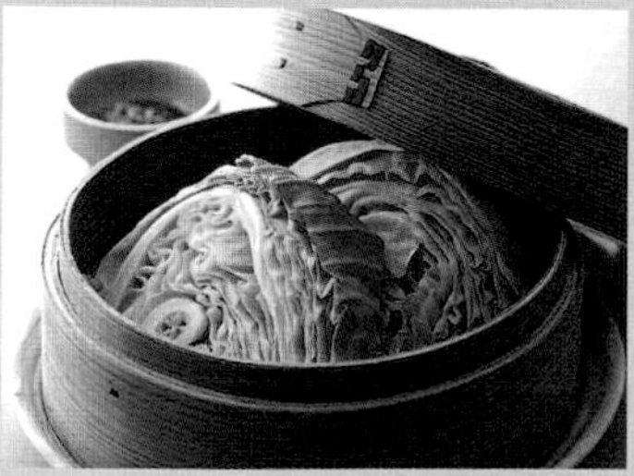

蒸籠清蒸 大塊高麗菜

高麗菜的食物纖維含量多，適合容易便秘的人吃。因為是清蒸，所以能吃的份量變多，熱量卻很低，太棒了。

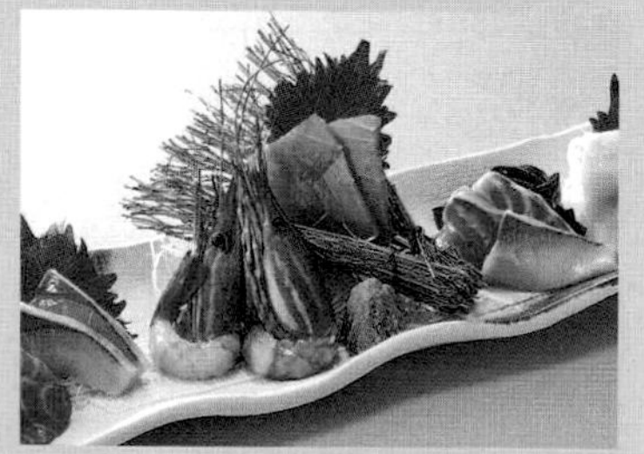

「嚴選」生魚片 五種拼盤

生魚片不僅能攝取蛋白質，也沒有調味，因此有助於減鹽。紅肉魚則富含女性容易不足的鐵質。

＊2012年9月菜色資訊。

咖啡廳

●特徵

時間緊迫的時候也能用餐（**不會錯過用餐**）。如果選蛋白質含量多的三明治等，再搭配**蔬菜汁**的話，就能維持營養均衡。

●如果正在減重

小心別因為喝含糖飲料而不小心變胖。不要無意識地吃甜食。

http://www.doutor.co.jp/exc/

如果在Excelsior Caffe用餐可以點

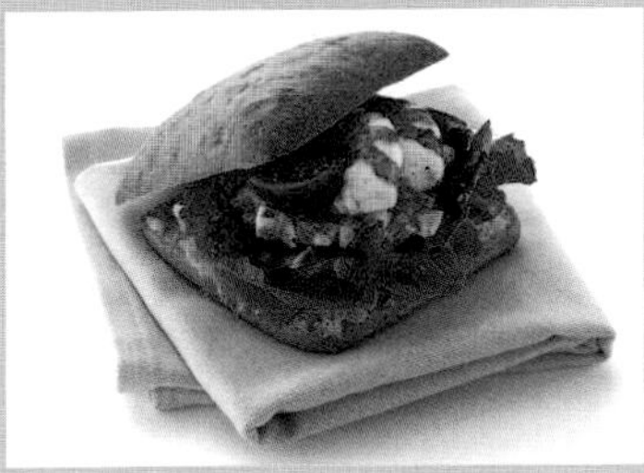

到上午11點為止的早餐B組合

蝦仁與鮪魚、蛋

（使用全粒麵粉）

忙碌的早晨也要吃營養均衡的早餐！請選擇能一次攝取蛋白質、碳水化合物的菜色。這個三明治色彩鮮豔，表示營養非常均衡。

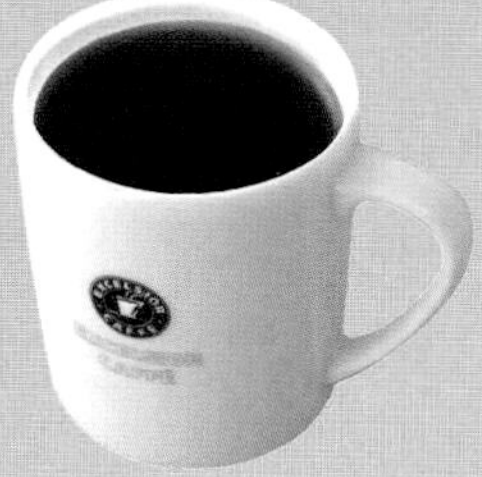

紅茶（熱）

如果正在減重，推薦您點簡單的紅茶。Excelsior Caffe的紅茶除了價格實惠，還能從大吉嶺、阿薩姆、伯爵茶3種裡任選，非常道地。

＊2012年11月菜色資訊。

便利商店

便利商店便當的顧客群包括男性，因此有些種類對女性來說熱量過高。如果您在便利商店不曉得該買什麼好時，不要選擇便當，**組合單品也可以搭配出營養均衡的菜單**。重點是不要欠缺蔬菜、蛋白質、碳水化合物的任一種。最近還能買到**冷凍包的烤魚**、**水煮蛋**等蛋白質單品，值得推薦。選擇蔬菜時，請選擇含**海藻**、**菇類**的沙拉或涼拌青菜等，維持營養的均衡。

便利商店早餐實例

沒有吃早餐習慣的人，不妨在前一天晚上回家時到便利商店買好隔天的早餐。蔬菜汁與飯糰、水煮蛋，就是營養均衡的理想組合。不愛吃蛋的人也推薦選納豆海苔捲、蔬菜汁。

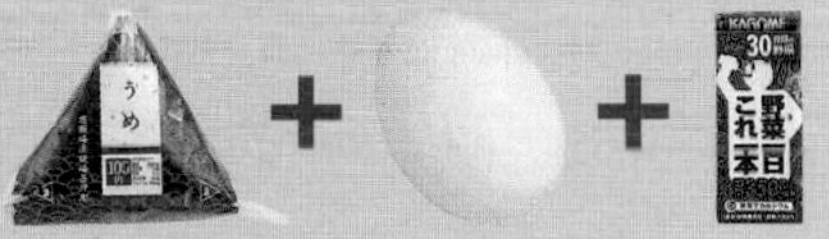

便利商店午餐實例

儘可能選擇有形狀的蔬菜，要是午餐沒吃飽會想吃零食，所以要確實吃飽。海藻沙拉能輕鬆攝取平常很難吃到的海藻，值得推薦。再加上涼拌青菜、羊栖菜等，能讓營養更為均衡。

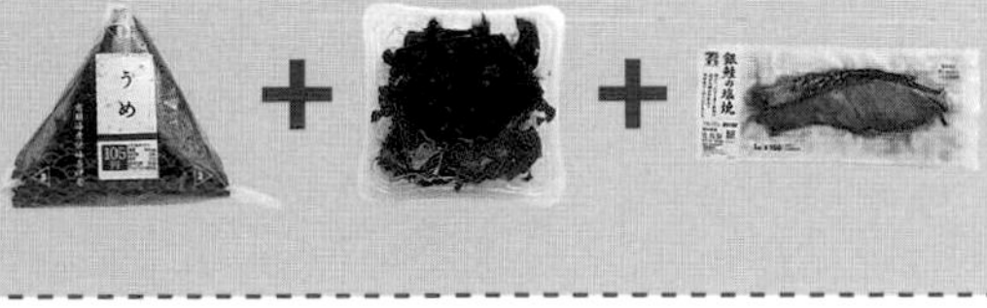

準備好OK零食

海帶芽、昆布等海藻類**食物纖維豐富**。嬰兒用零食**份量少，味道清淡**，非常養生。下酒菜的魷魚、干貝唇、雞胸肉等有助於**補充蛋白質**。不過義式香腸等加工食品不健康，想吃甜食時，請選擇保有原型的自然甜味食品。**冷凍水果能替代冰淇淋**。很多人以為富含油脂的核果、濃縮水果乾有助於減重，但就算只吃一點點也容易攝取過多熱量，小心別吃多了喔！

EICO零食包大公開!!

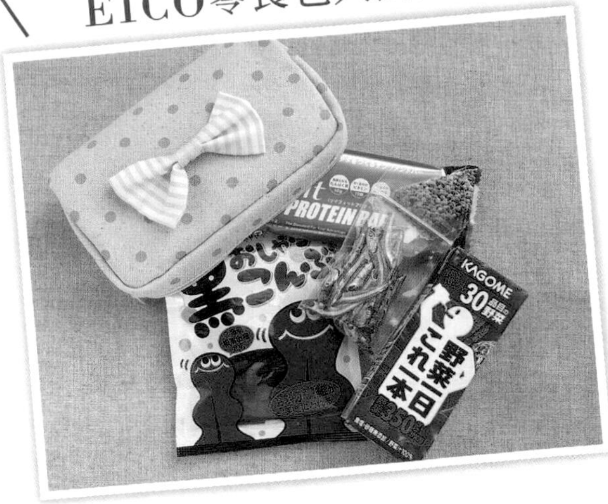

隨身帶著「OK零食包」，肚子餓或嘴饞的時候就不會衝動購物。

EICO推薦零食

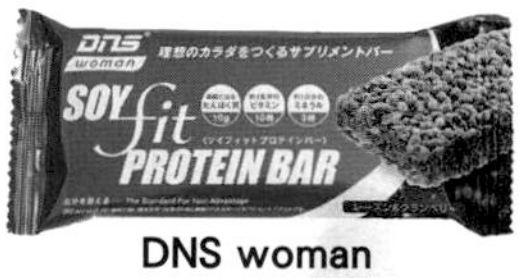

DNS woman
Soy Fit Protein Bar
（株）Dome

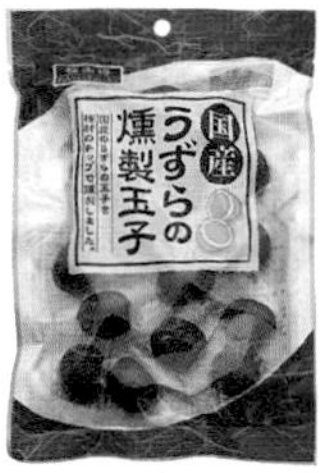

煙燻國產
鵪鶉蛋
（株）福樂得

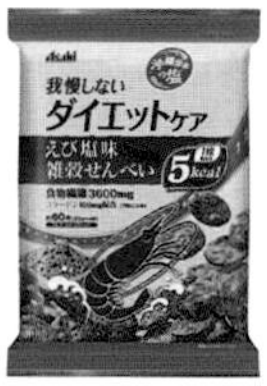

Reset Body
雜穀米果蝦子鹽味
Asahi Food & Health Care（株）

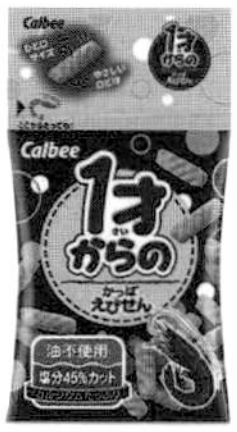

1歲開始的蝦味先
Calbee（株）
＊1歲以上幼兒用商品

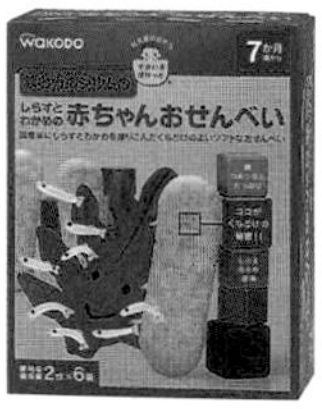

Smile Pocket
含鐵質與鈣質
小魚乾、海帶
嬰兒米果
和光堂（株）

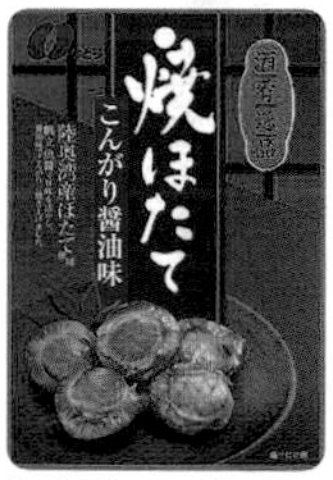

酒肴逸品　烤扇貝
（株）Natori

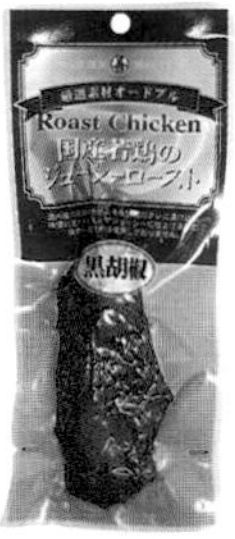

國產雞
多汁炙烤
黑胡椒口味
（株）丸善

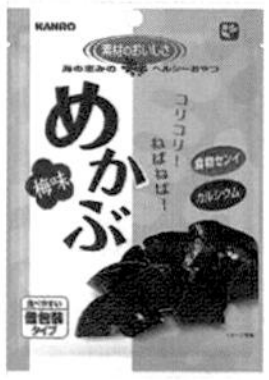

海帶根
甘露（株）

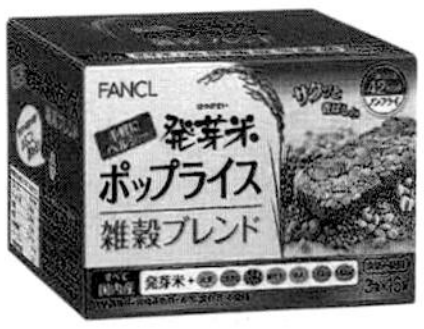

FANCL
發芽米Pop Rice
雜穀混合
（株）FANCL

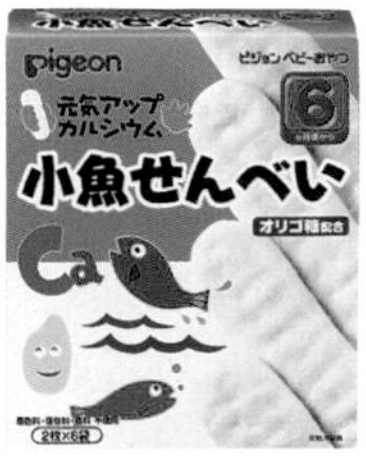

活力充沛鈣質
小魚米果
Pigeon（株）
＊6個月以上的嬰兒用食品

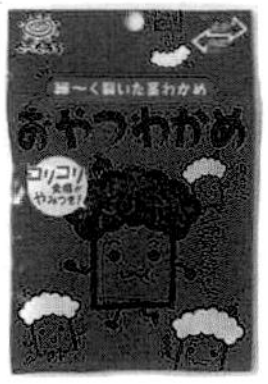

零食海帶10g
前島食品（株）

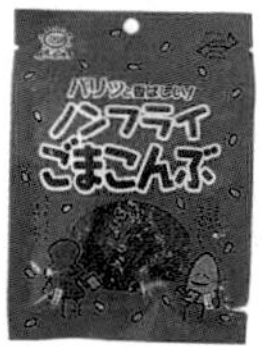

非油炸
芝麻昆布15g
前島食品（株）

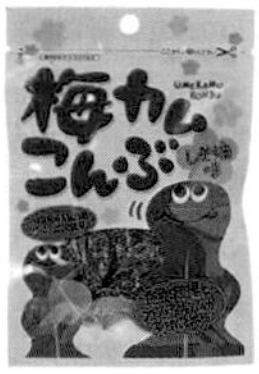

梅子昆布
上田昆布（株）

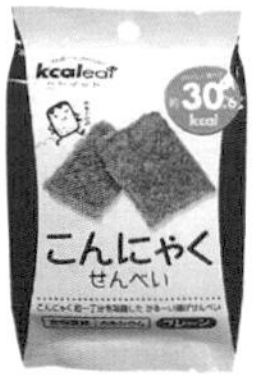

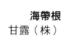

kcaleat
蒟蒻米果
（原味）
Daisin Foods（株）

EICO 式減重飲食法4
改變生活的創意

為了讓不會復胖的減重成功，
不能只是減少用餐量。
必須改善「想亂吃」的衝動原因，
或改善環境，不再多吃不必要的份量。
以下為不習慣自己煮飯的人介紹簡單的入門食譜。

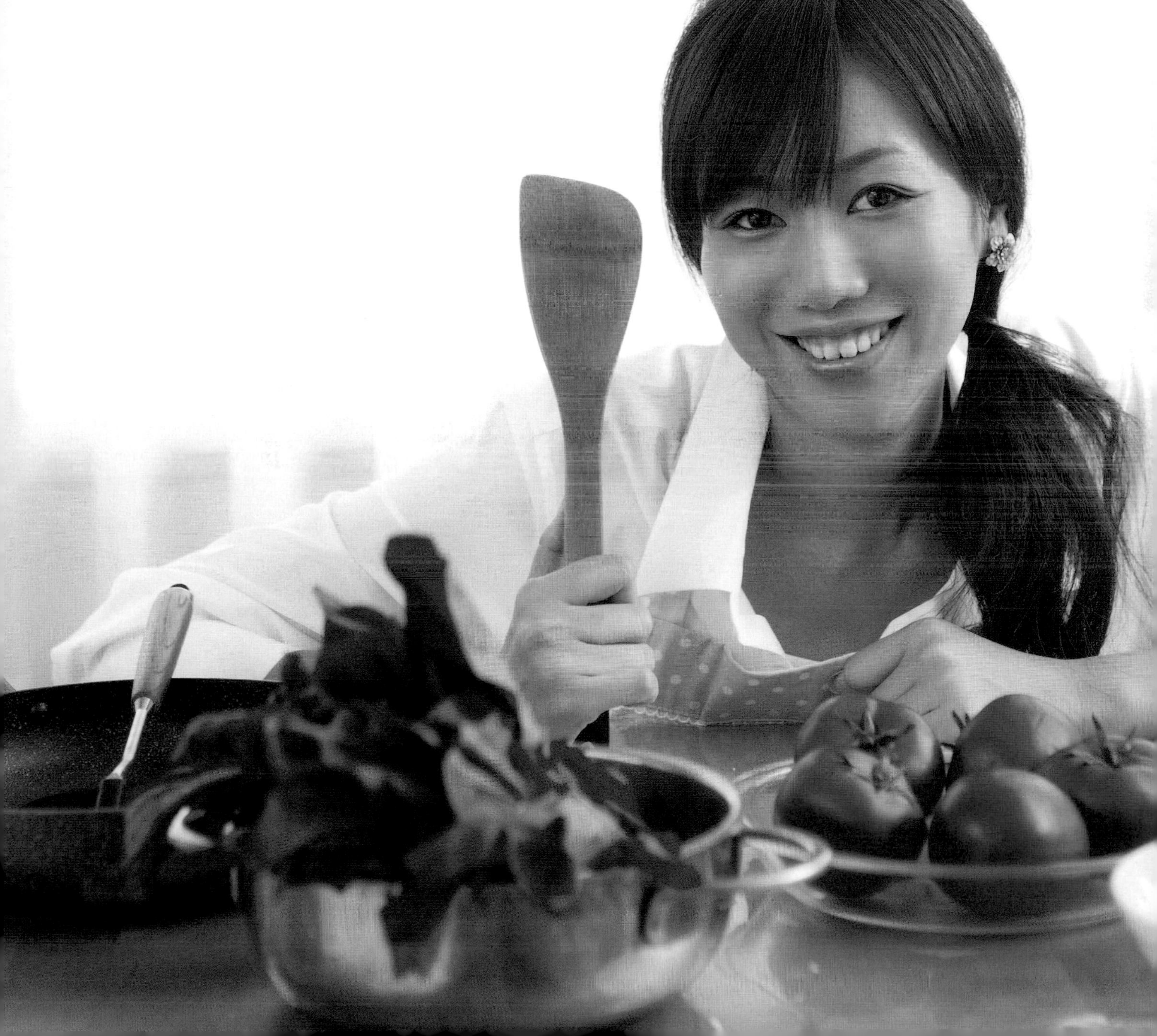

很多女性發胖是因為亂吃！

亂吃以外的壓力發洩方法

為了防止代理攝食

「代理攝食」的人因為常常是一個人在房間裡用餐，所以看看鏡子裡用餐的自己等，**客觀觀察自己**也是方法之一。

如果因為正在減重而選擇熱量低的食物，結果會滿腦子想著真正想吃的東西，不妨訂定規則，**「到店裡吃真正想吃的東西」**。在店裡因為顧慮到其他人的視線，沒辦法點太多，而且比到便利商店買還貴，更能珍惜地享用每樣食物。

如果習慣飯後吃甜點的話，**不要「無意識」地吃**。如果要吃，就要用心體會「美味」。如此一來就會感到滿足，而不會吃過量了。

以吃以外的方法發洩壓力

除了吃以外，找到自己**一個人在家也能發洩壓力的方法**。必須有同伴，或只能在戶外進行的活動，在關鍵時刻無法發揮抑制力。

特別是**運動手指的動作**，能讓人集中精神，適合防止代理攝食。除了做手工藝、畫圖外，玩手機遊戲、在動畫網頁看影片等也不錯。

如果「就是找不到」的話，請想想自己小學時哪個科目比較拿手。如果拿手的是國文，不妨重讀自己喜歡的書。如果是地理，不妨看著地圖進行想像旅行。喜歡數學的人可以試著解數學拼圖等，說不定能找到最適合自己的壓力發洩法呢！

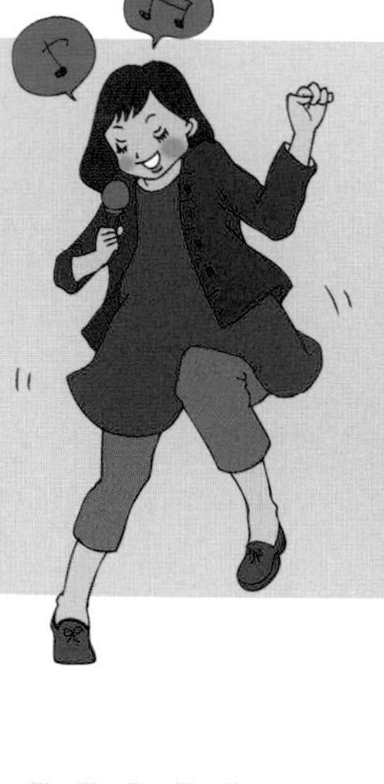

EICO's episode

我減重時會累積壓力，所以會找弟弟去唱KTV，一個星期就去3次。跟朋友一起喝酒續攤時，我會主動跟主辦人提出，去打保齡球、玩飛鏢或打乒乓球等，試著動動身體。直到現在我要是壓力很大時，3個月會有1次亂吃，但那以後我會調整維持體型，大家也不要放棄，讓我們一起努力吧！

如何喝酒

不要連人際關係都犧牲了

要選擇下酒菜

據說酒本身幾乎是零熱量（只含幾乎等於零的微量營養），不會因而發胖，問題在於**下酒菜**。喝酒時，身體會傾向囤積脂肪，請避免吃高熱量的油炸、起司。

酒類分解時，必須用到體內的酵素，所以如果要吃下酒菜，推薦您選擇能**攝取酵素的生鮮食材或發酵食品**。生鮮小黃瓜沾發酵食品味噌品嚐的味噌小黃瓜等，非常符合營養均衡的要求。

此外，喝跟酒同量的水，有助於消除隔天的水腫狀態。

減重時要少吃的下酒菜

- 油炸
- 起司
- 燉菜（蕃薯等糖質多）
- 鹽醃食品（鹽分含量多，容易引起水腫）

推薦下酒菜

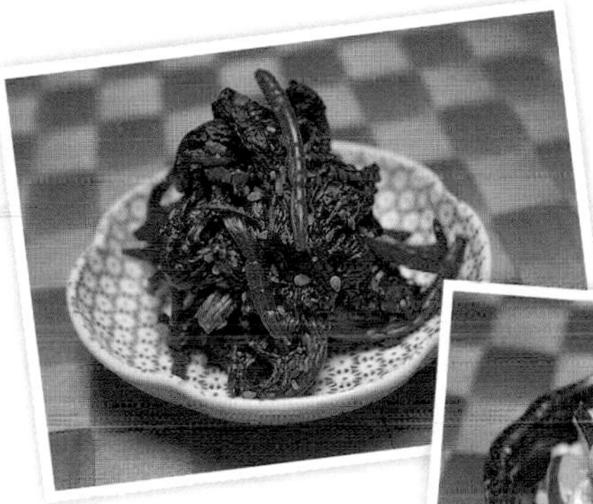

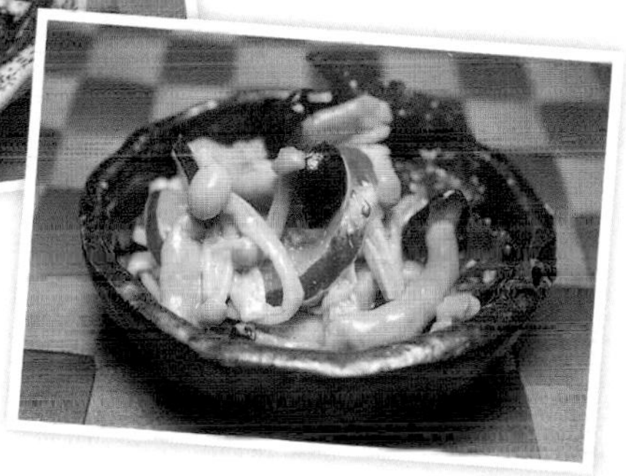

涼拌青菜、菇類冷盤、海草等海藻類是值得推薦的下酒菜。

如何應付喝酒聚會

想喝跟酒同量的水而點酒後水，容易破壞氣氛。不妨另外點檸檬加進水裡裝成是燒酒，或在酒吧點「萊姆蘇打」，喝把萊姆加進蘇打水裡的不含酒精雞尾酒，就能假裝自己也在喝雞尾酒。小心別喝含糖的軟性飲料。

在喝酒聚會裡，不要覺得「沒吃東西就虧大了」，**聚會是交流場所**。如果勉強吃以後還要花錢減重，那不如想「沒吃過量，太幸運了」。

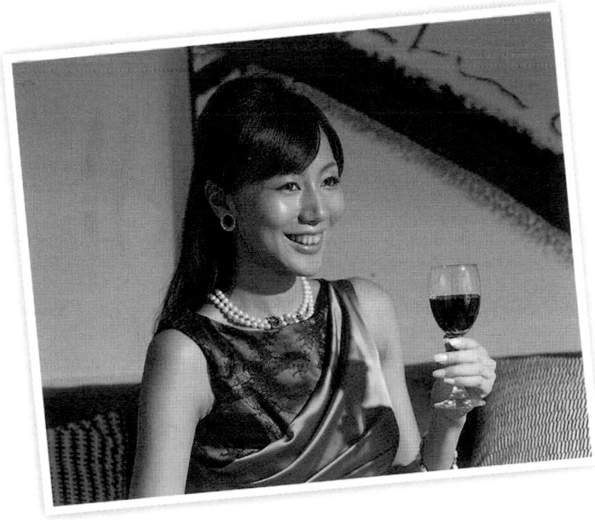

如果要自己煮，就用這些食材

適當選擇食材能提高減重效率！

最好避免的食材

糖質高

- 蕃薯類（馬鈴薯、芋頭、蕃薯、山藥）
- 南瓜
- 玉米
- 蓮藕
- 黃豆以外的豆類
- 栗子
- 水果類
- 高野豆腐

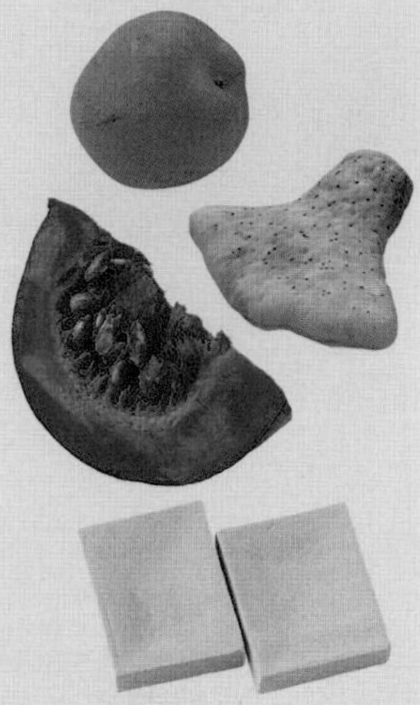

脂肪含量高

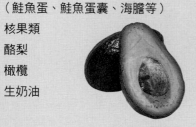

- 雞皮
- 魚蛋
（鮭魚蛋、鮭魚蛋囊、海膽等）
- 核果類
- 酪梨
- 橄欖
- 生奶油

加工食品（鹽分、脂肪含量高）

- 魚肉餅
- 什錦豆腐球
- 培根
- 火腿
- 香腸
- 乾臘腸
- 竹輪
- 鹽醃食品（醃漬魚內臟、明太子等）
- 鯷魚

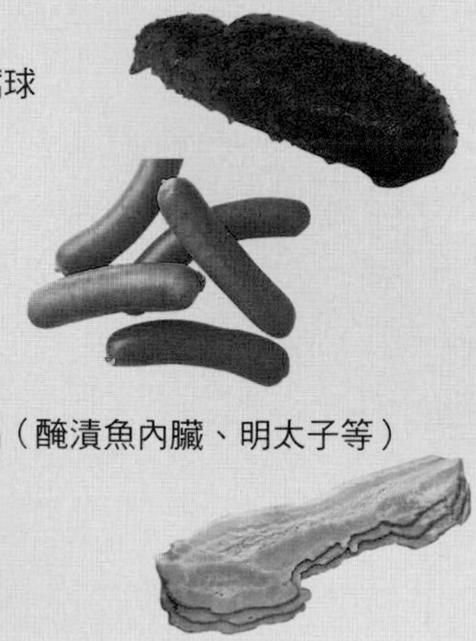

最好攝取的食材

蔬菜

- 黃綠色蔬菜、淡色蔬菜
- 菇類
- 海藻類（海草等）

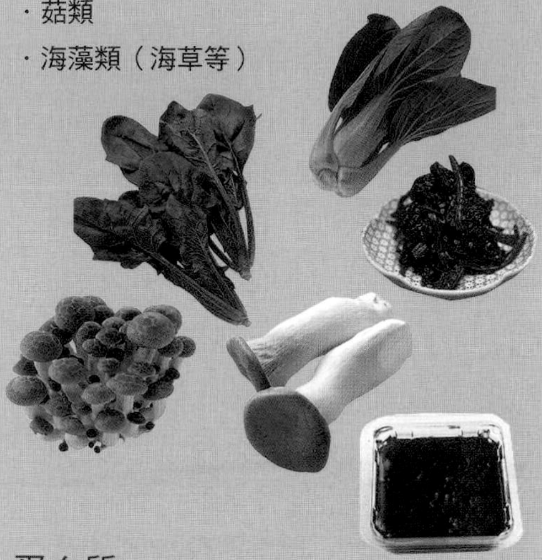

蛋白質

- 肉類
（五花肉、絞肉等最好避免，最好選里肌肉、雞腿肉等）
→蔬菜肉捲等，主菜能加進蔬菜就更棒了。

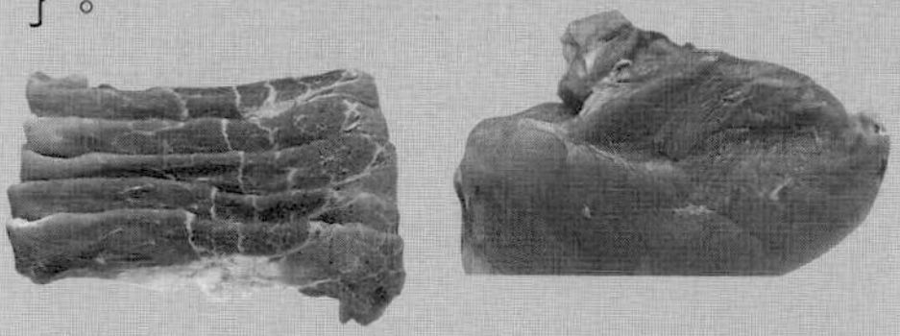

- 海鮮
（白肉魚、蛤蠣、章魚、花枝、蝦子等）

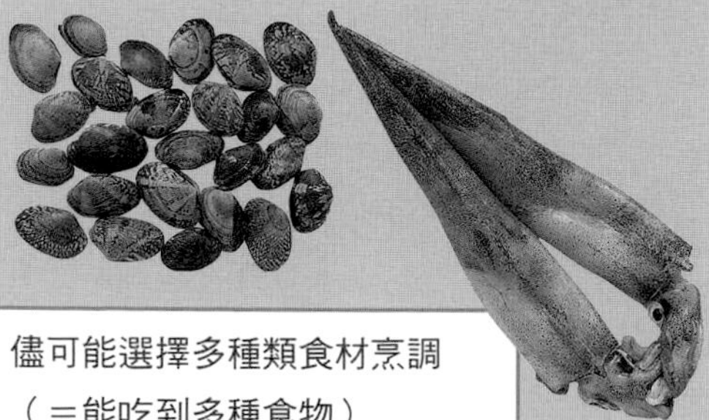

儘可能選擇多種類食材烹調
（＝能吃到多種食物）

雖然說一天的攝取量基準是350g…

蔬菜100g的份量

您知道自己1天要吃多少蔬菜嗎？雖說是350g，卻很難掌握到底份量有多少。所以我們把100g生鮮蔬菜與煮過的狀態比較一下。請參考這些照片，設法攝取350g蔬菜吧！

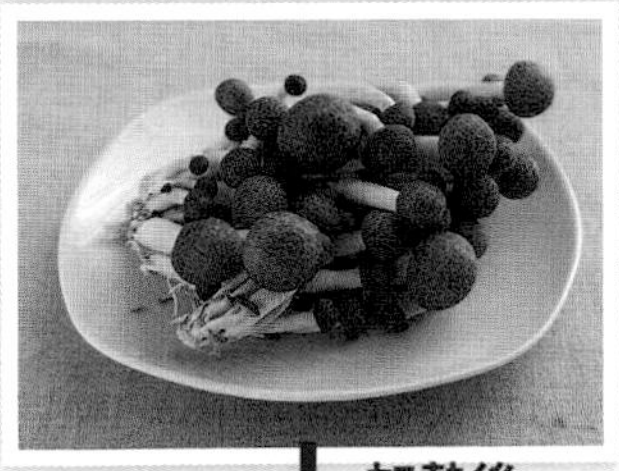

加熱後

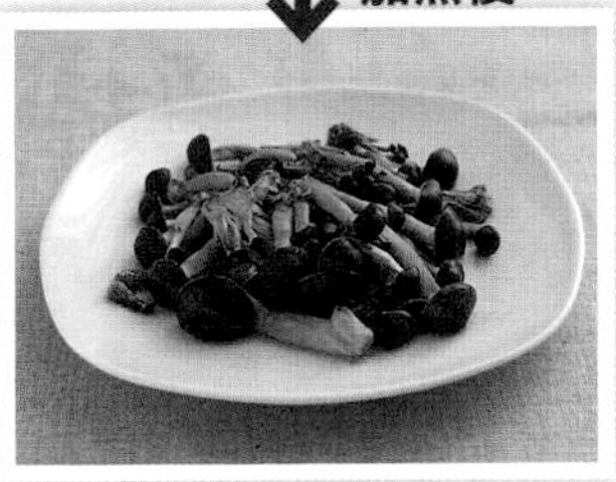

鴻喜菇

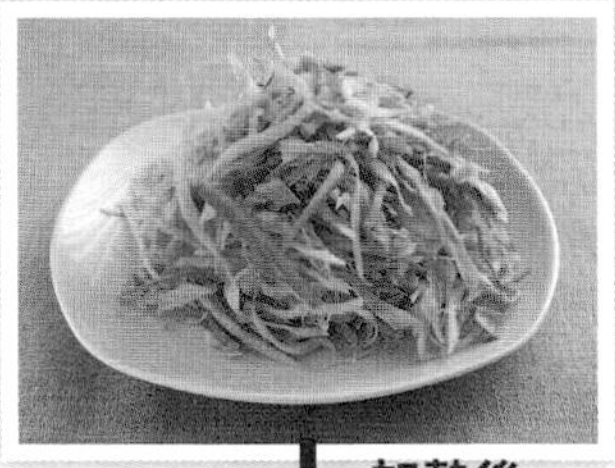

加熱後

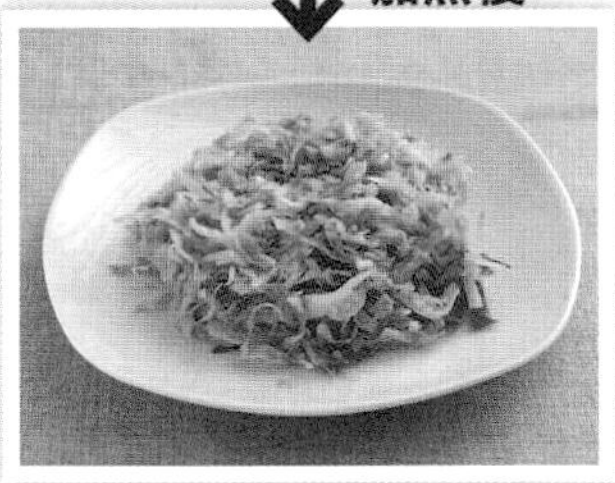

高麗菜

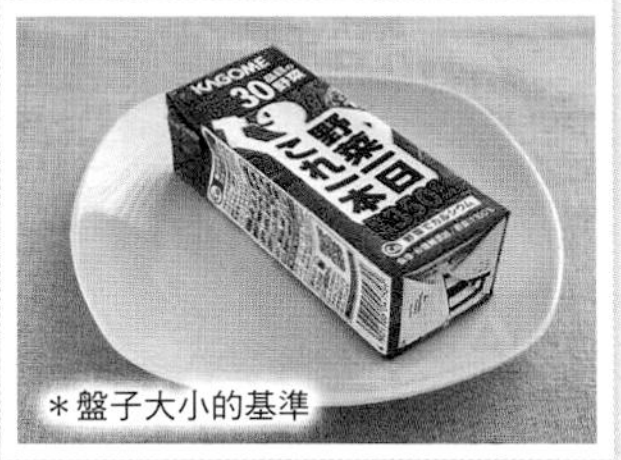

＊盤子大小的基準

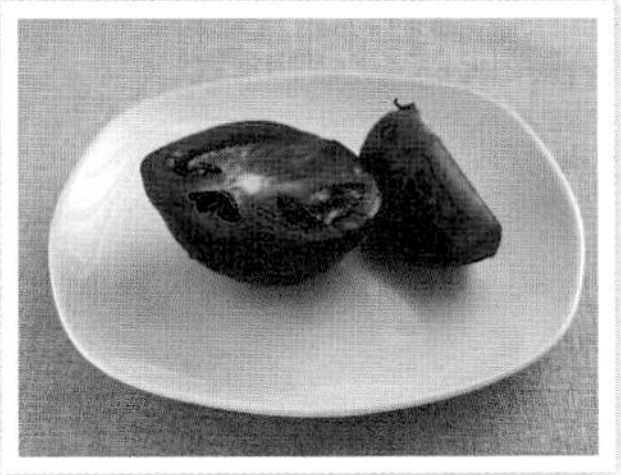

番茄

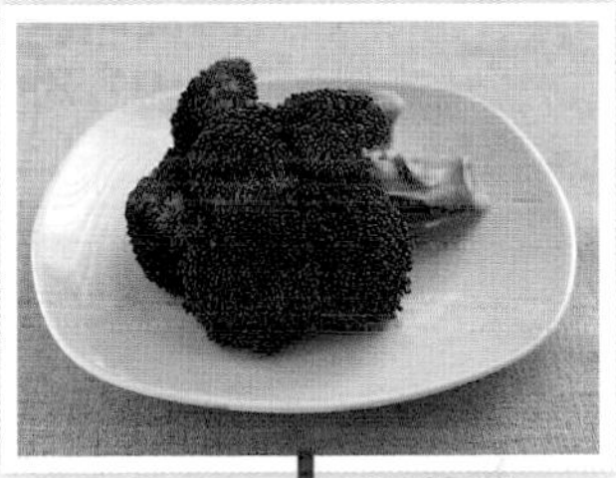

加熱後

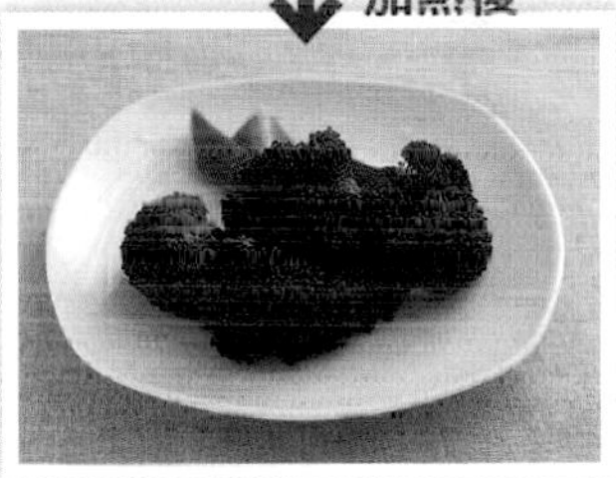

青花菜

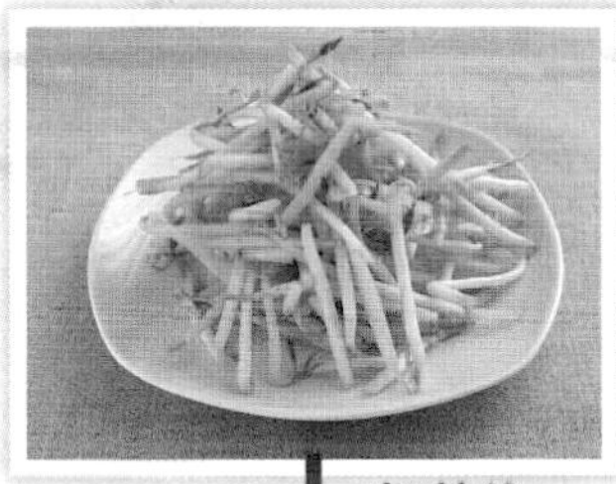

加熱後

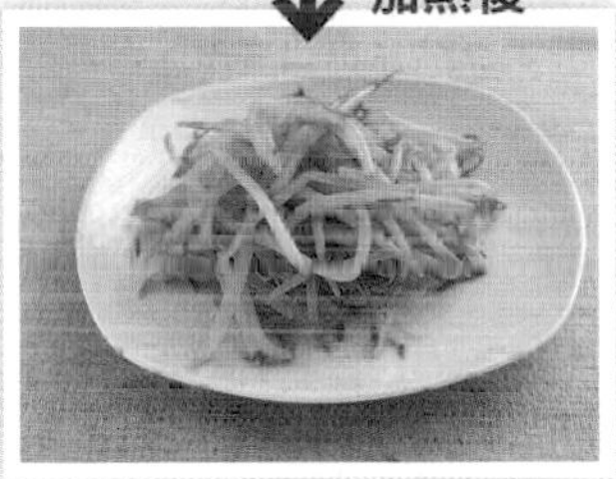

豆芽菜

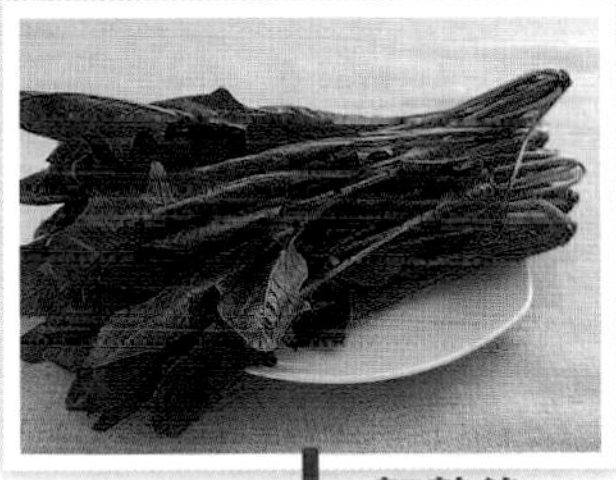

加熱後

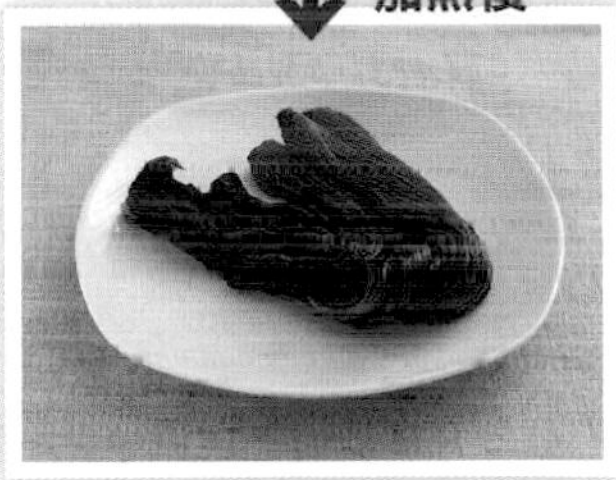

菠菜

如果想開始輕鬆地用蔬菜自己烹調

沒有習慣自己下廚的人，不妨**活用調理蔬菜**。可以省去切菜工夫，簡單烹調熱炒蔬菜，還能跟魚一起用鋁箔包起後，在烤魚器或烤箱裡加熱，做成鋁箔清蒸。特別是含菇類或黃綠色蔬菜的韭菜、胡蘿蔔時，特別值得推薦。

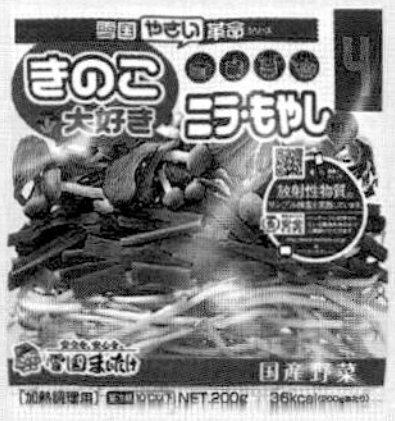

雪國蔬菜革命系列
最愛菇類　韭菜、豆芽菜綜合
（株）雪國舞菇

主食

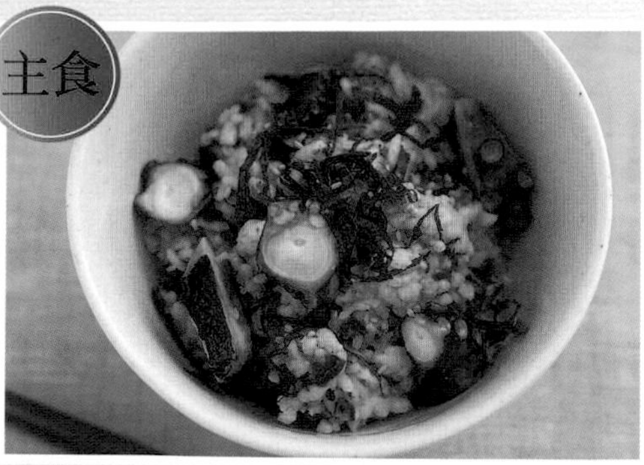

章魚炊飯（1人份339kacl　鹽分2.3g）

材料（2人份）
章魚觸鬚
…3根（100g）
紫蘇葉…10片
檸檬汁…1小匙
醬油…1/2大匙
白飯…300g
山葵…1小匙
白芝麻…1/2大匙
醃梅子…大2顆

烹調法
①盆子裡放進檸檬汁、醬油、山葵後拌勻，再加進切成一口大小的章魚觸鬚塊調味。
②紫蘇葉切成細絲，醃梅子去籽，製成梅肉泥1大匙。
③白飯加上①、②及白芝麻後略加攪拌即可。

主食

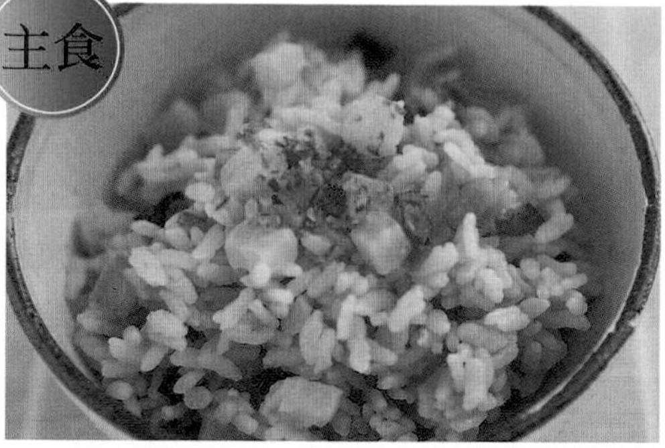

白蘿蔔飯（1人份291kcal　鹽分0.7g）

材料（2人份）
米…1杯
水…200cc
酒…1大匙
高湯…1大匙
醬油…1/2大匙
白蘿蔔…100g
白蘿蔔葉…適量
柚子皮…適量

烹調法
①白蘿蔔削皮後切成1cm大小方塊。
②1杯米洗過後加進酒、高湯、醬油後，將水加到1杯刻度後放進電鍋。
③白蘿蔔、蘿蔔葉放在米上，開始煮飯。
④煮好後盛到碗裡，將柚子皮磨碎後撒在飯上。

主菜

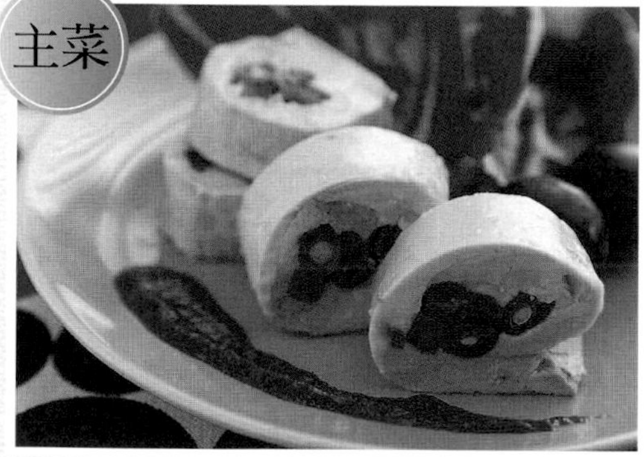

雞肉蔬菜捲～檸檬味噌醬汁

（1人份154kcal　鹽分0.9g）

材料（1人份）
雞腿肉…100g
胡蘿蔔…1/2根
四季豆…3根
檸檬味噌醬汁
a | 味噌…5g
　| 檸檬汁…1/4小匙
　| 糖…1/4小匙
　| 高湯…適量

烹調法
①蔬菜先蒸熟。
②以雞肉捲起①的蔬菜後，放進烤箱（190度）烤20～25分鐘。
③調勻a的調味料後稍微加熱。
④將②切成1公分寬後盛盤，淋上③即可。

主菜

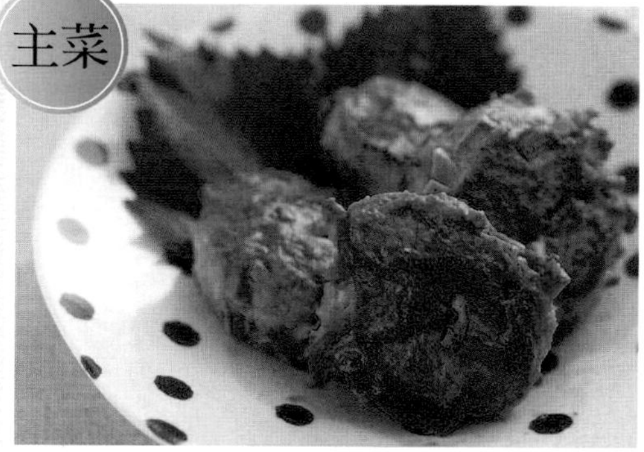

漢堡風味胡蘿蔔雞肉丸

（1人份201kcal　鹽分0.7g）

材料（1人份）
雞絞肉…100g
胡蘿蔔…1/2根
（約50g）
蒟蒻…35g
醬油…1/2小匙
糖…1/2小匙
味淋…1/2小匙

烹調法
①胡蘿蔔削皮後刨成細絲。
②蒟蒻切成5mm大小方塊。
③雞絞肉與胡蘿蔔絲拌勻直到呈粘稠狀。
④加進②的蒟蒻後進一步拌勻。
⑤整形成小長圓形。
⑥以烤漢堡排方法煎烤。
⑦加調味料，裹在雞肉丸上。

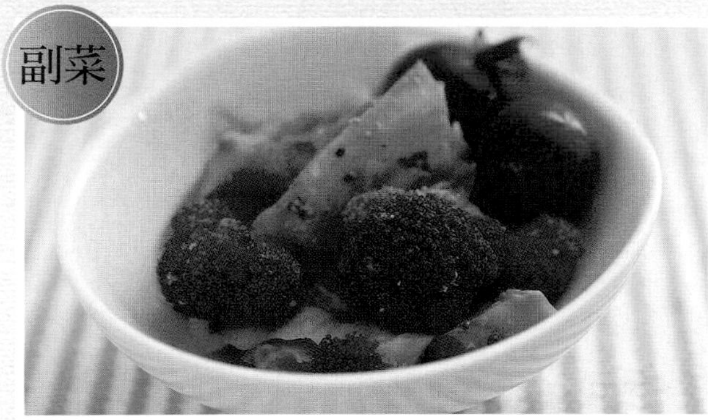

黃芥末拌高麗菜、青花菜
（1人份81kcal　鹽分0.5g）

材料（1人份）
青花菜…1/6顆
高麗菜…1/6顆
小番茄…2顆
顆粒芥末…1小匙
醬油…少許

烹調法
①高麗菜、青花菜川燙後，切成容易入口大小。
②將①與顆粒芥末、醬油拌勻後，放上小番茄後即可。

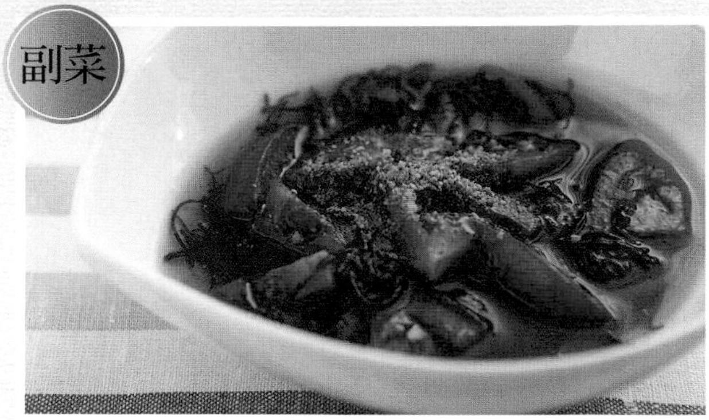

醋拌番茄、海草（1人份43kcak　鹽分0.7g）

材料（1人份）
三杯醋拌海草…1/2盒
番茄…1/2個
去皮芝麻…少許

烹調法
①番茄去蒂後，剝皮並切片。
②將三杯醋拌海草與番茄拌勻，灑上去皮芝麻後即可。

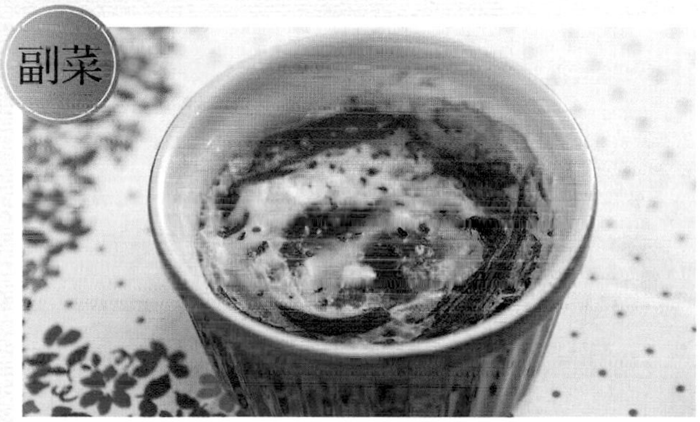

菠菜小盅（1人份123kcal　鹽分0.7g）

材料（1人份）
菠菜…1把（200g）
雞蛋…1顆
鹽、胡椒…少許
奶油…少許

烹調法
①將川燙過的菠菜放進塗有薄薄一層奶油的小盅內（冷凍菠菜請先解凍）。
②把蛋打在①上，以鹽、胡椒調味。
③將②的蛋黃以牙籤戳洞，避免蛋黃爆開。以微波爐加熱，蛋半熟時最適合品嚐。

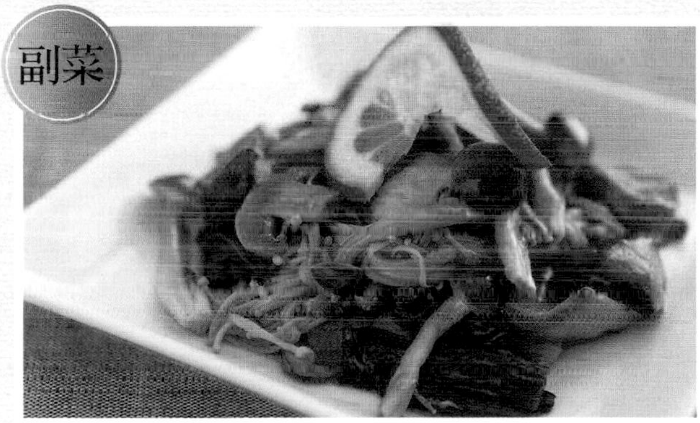

中式醃漬菇類（1人份96kcal　鹽分2.7g）

材料（1人份）
生香菇…2顆
鴻喜菇…1/4包
金針菇…1/2包
蘑菇…2顆
青江菜…1/2顆
醬汁
醬油…1大匙
醋…1/2大匙
芝麻油…1/2大匙

烹調法
①將生香菇、鴻喜菇、金針菇、蘑菇與青江菜切成適當大小後川燙。
②調製醬汁。
③將川燙好的①與②醬汁拌勻，放進冰箱冰涼後即可。
＊ 可視個人喜好再淋上檸檬汁！

用餐量調節法

累積小地方的創意

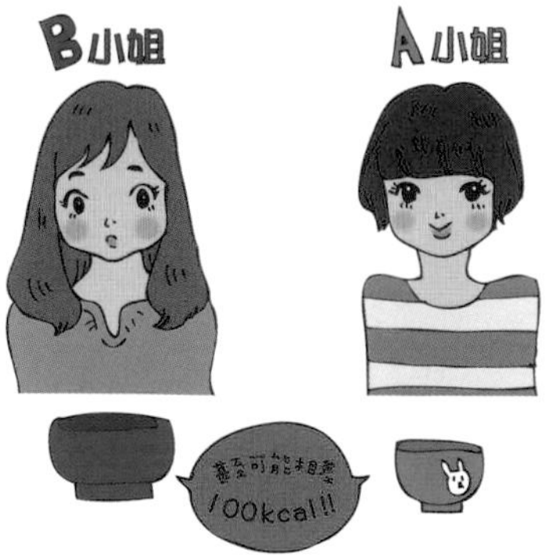

使用小飯碗

假設A小姐用小朋友的飯碗，B小姐用的則是男性用的飯碗，1碗飯的熱量甚至會相差高達100kcal。如果每天持續下去的話…？

先盛少一點

要是您會覺得「剩下太可惜！」而無法調節用餐量，外食的時候不妨請店員「盛少一點」，或一開始就點較少的份量。如果吃義大利菜的時候要點義大利麵，就請不要再點麵包。

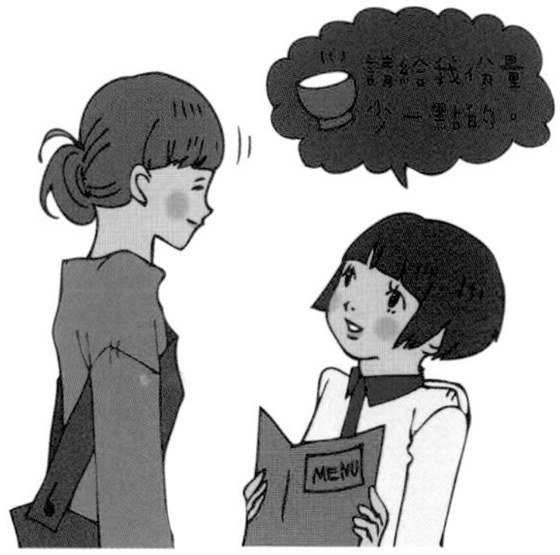

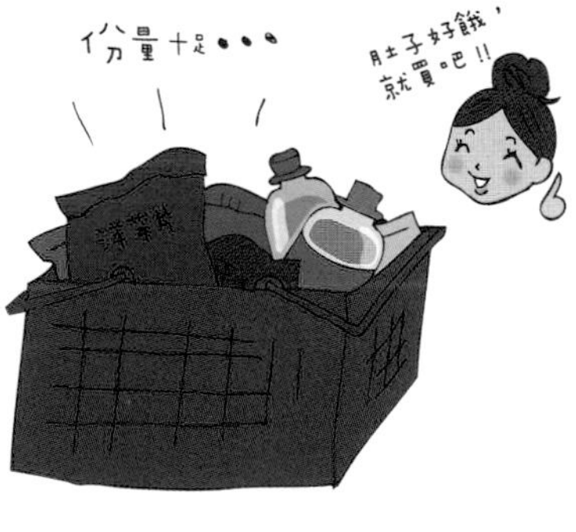

不要在肚子餓的時候去便利商店或超市

肚子餓的時候，容易買下許多不必要的食物。特別是會因衝動購買零食、麵包等，造成吃太多……。請稍微墊墊肚子再出門吧！

EICO's episode

在客人大多是女性的定食屋，我請店員「飯請幫我少盛一點」後，排在我後面的客人也都做同樣要求，排在我前面的客人則露出「糟糕了」的表情。儘可能點份量少的餐點，預防吃過頭。

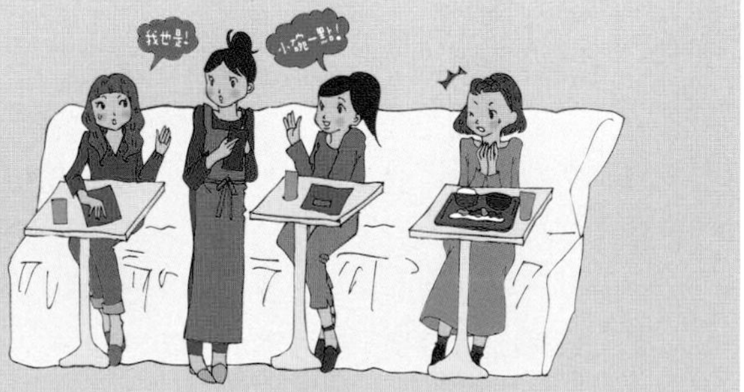

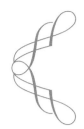

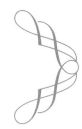

減重中最好少吃的
咖哩飯、拉麵、義大利麵。
但是就是想吃的時候…

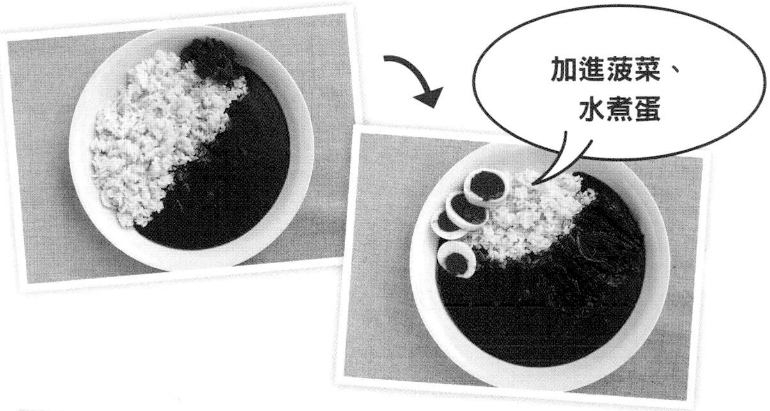

如果想吃咖哩…

去掉馬鈴薯、飯量減到一半等，要小心**碳水化合物攝取過量**。**加進**菇類、菠菜等蔬菜與雞蛋等蛋白質，能讓營養變得均衡。

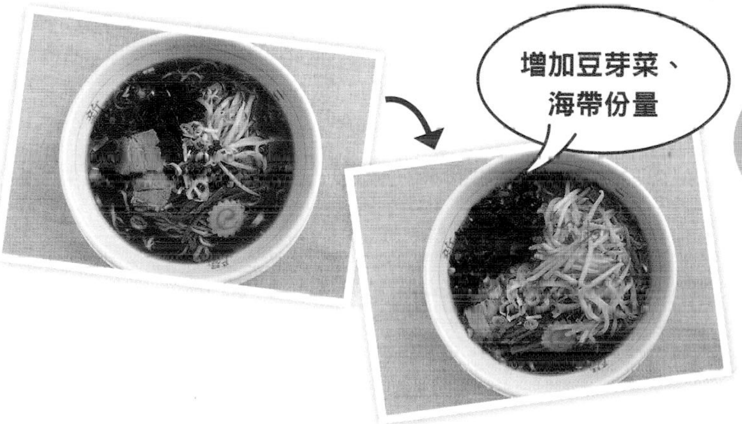

如果想吃拉麵…

請點**麵份量一半、少油、口味清淡的拉麵**。再加進海帶、蔬菜、蔥花、木耳、筍乾、豆芽菜等多種食物纖維豐富的蔬菜，即使麵份量少也能感到滿足。

如果想吃義大利麵…

避免點使用大量油脂且沒有配料的香辣義大利麵、白色的蛋奶義大利麵及奶油義大利麵，請**選擇番茄口味**。配料**最好是雞肉或海鮮**，並請選擇不含起司的義大利麵。套餐不要選湯，而以**沙拉**替代。

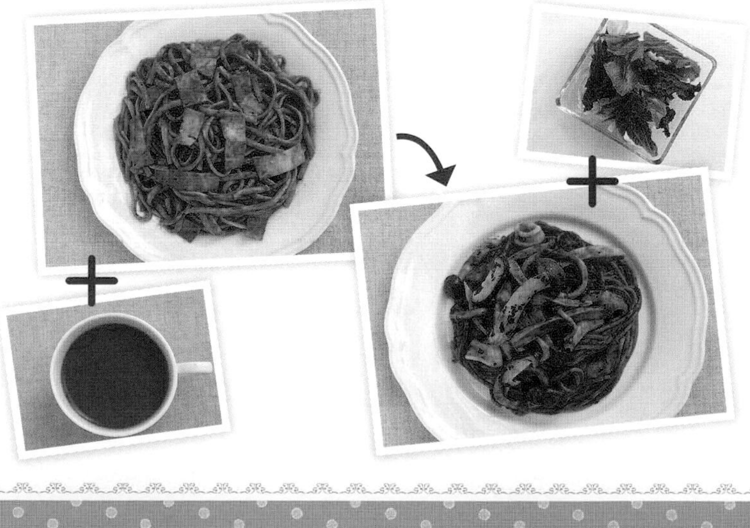

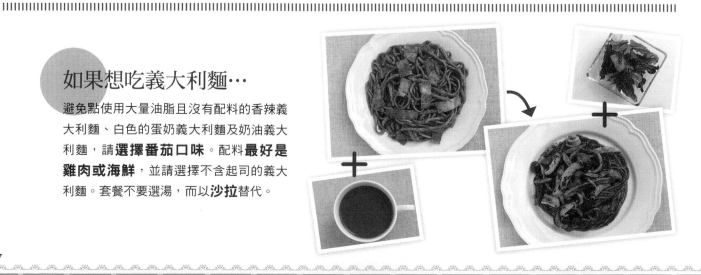

活用冷凍食品

追求正確用餐內容的好幫手！

養成攝取蔬菜的習慣

蔬菜、蛋白質等容易欠缺的營養推薦透過**冷凍食品**攝取。在冷凍庫裡有存貨時，如果覺得肚子有點餓，就可以不要吃零食，而改為**攝取維他命、蛋白質**。

也推薦沒有時間自己煮或嫌麻煩的人利用冷凍食品，另外如果經常外食，請利用**早上換衣服的空檔加熱**，好好吃完早餐後再出門吧！

只要有效活用冷凍食品，就能攝取足夠的蔬菜喔！

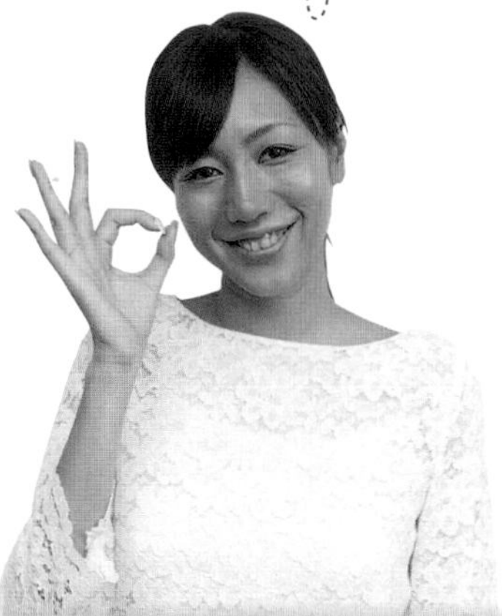

竟然只要約140日圓!!

LAWSON STORE 100 的冷凍食品烹調！5分鐘就能做好的瘦身便當

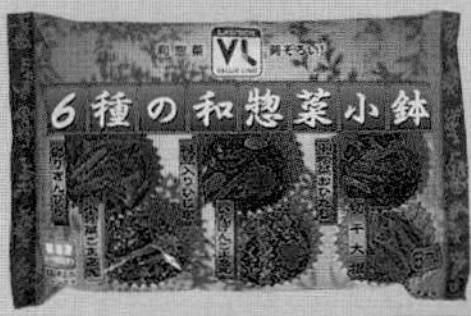

放進2盤結凍的「VL6種小盤日式熟食」。

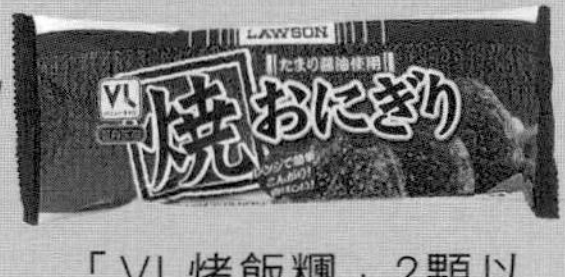

「VL烤飯糰」2顆以微波爐加熱。

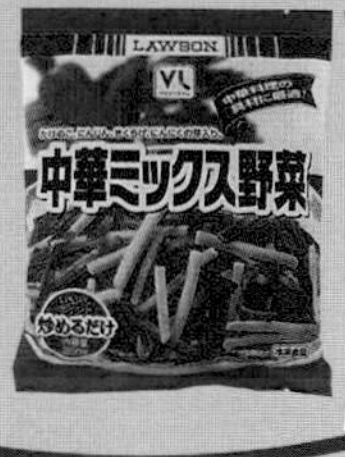

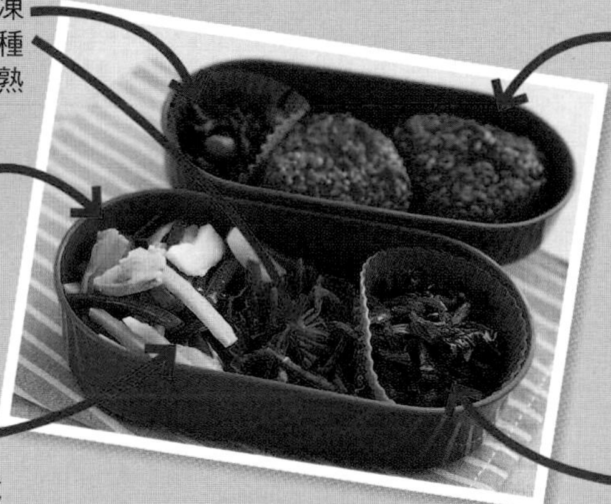

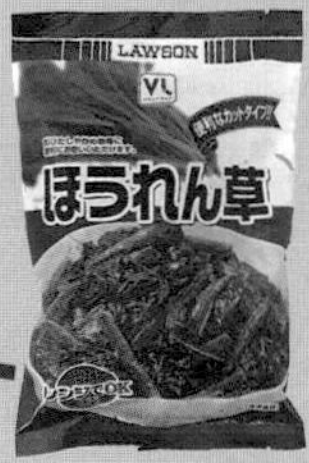

「VL菠菜」以微波爐加熱後加上白高湯涼拌。

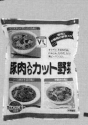

「VL含豬肉蔬菜塊」與「VL中式綜合蔬菜」不用解凍，直接以蠔油翻炒製成熱炒蔬菜。

還有好多喔！　減重中的推薦冷凍食品

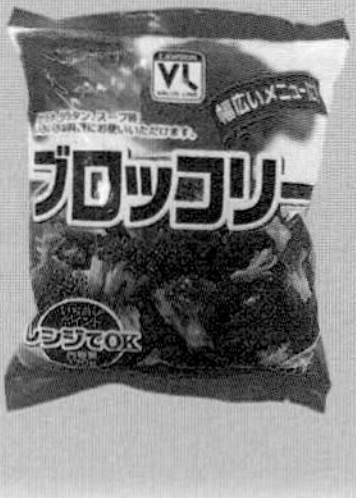

青花菜 只要用微波爐加熱就能吃的黃綠色蔬菜，適合補充不夠的蔬菜攝取量。

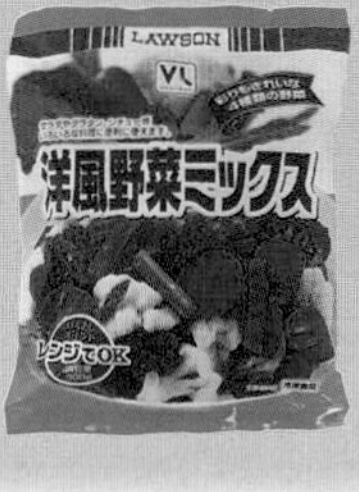

西式綜合蔬菜 加進用餐內容裡，不僅色彩鮮豔而且營養均衡。

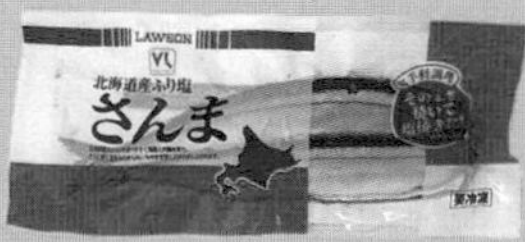

秋刀魚 外食不容易吃到的魚，請在家積極攝取。

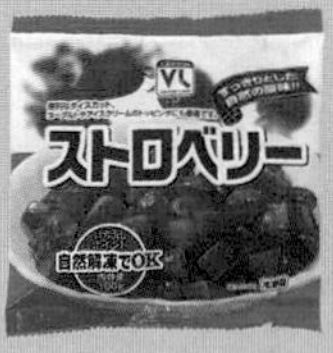

草莓 如果想吃冰淇淋的話，推薦您品嚐冷凍食品。

以上刊登商品為LAWSON集團的自有品牌，Value Line。售價105日圓（含稅）

改掉狼吞虎嚥的習慣

等待滿足中樞受到刺激

改掉狼吞虎嚥習慣的創意

大腦要感到「滿足」大概得花約20分鐘。如果狼吞虎嚥，容易攝取超出滿足份量的食物。

不妨找出適合自己的狼吞虎嚥防止對策。

- 用不常用的另一隻手吃
- 用茶匙吃
- 食材切大塊一點
- 現做現吃（太燙所以沒辦法狼吞虎嚥）

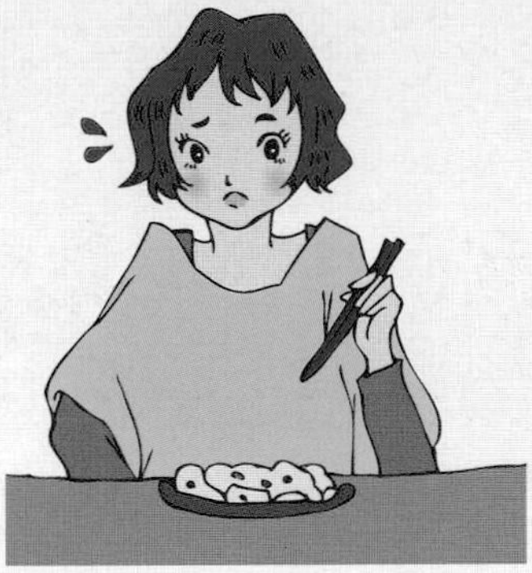

不曉得八分飽的感覺？

最大的原因在於吃得太快。滿足中樞要在吃完東西約20分鐘後才會開始受到刺激。在大腦感到「滿足」前，要花約**20分鐘**，如此一來您就能漸漸掌握八分飽的感覺。與其故意放慢用餐速度，不如試著**用不常用的一隻手**吃飯，或是應該用湯匙、叉子吃的東西**故意用筷子**吃，用餐中**一定要放下筷子3次**，設定計時器等，設定相關規則，藉以延長實際用餐速度。

NG

- 一邊喝飲料一邊用餐
- 能在短時間內吃完的蓋飯、湯類。
- 站著吃

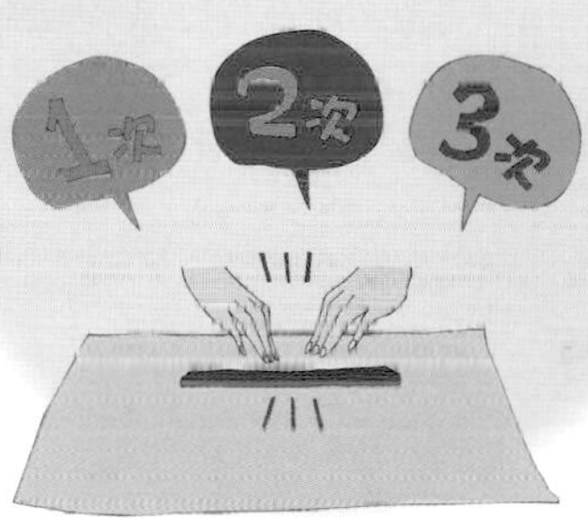

「用餐中一定要放下筷子3次」等，試著自己設定能防止狼吞虎嚥的規則。

EICO's episode

我嘗試過減重中常提到的「嚼30次再吞下去」這個方法，就算數了嚼過幾次吃飯，若不覺得好吃，也沒辦法持續。當然仔細咀嚼很重要，但覺得「好吃」更能感到滿足，因此小心不要吃過頭了。

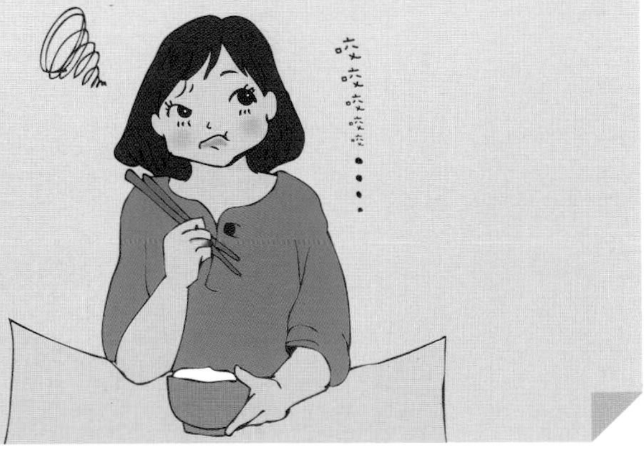

如果快要放棄減重時

如何讓動機持續

小刺激是持續的秘訣

1 **月經**來的時候，動機一定會比較薄弱。就算胖了１ｋｇ左右也很自然，不要太著急。

2 見**漂亮的人**刺激自己。

3 把**減重成功後想做的事**列出來。

4 每天照鏡子看**全裸的自己**。

5 不妨把理想體型的女性設定為手機桌面或貼在**備忘錄**、**鏡子**等顯眼處所。

6 把減重開始時的**目標**寫下來並隨身攜帶。

7 試著買瘦下來後**想穿的衣服**。

8 **一次失敗**（吃太多、運動中斷等）**不要**就這樣**放棄**，要能保持冷靜，第二天再開始調整。

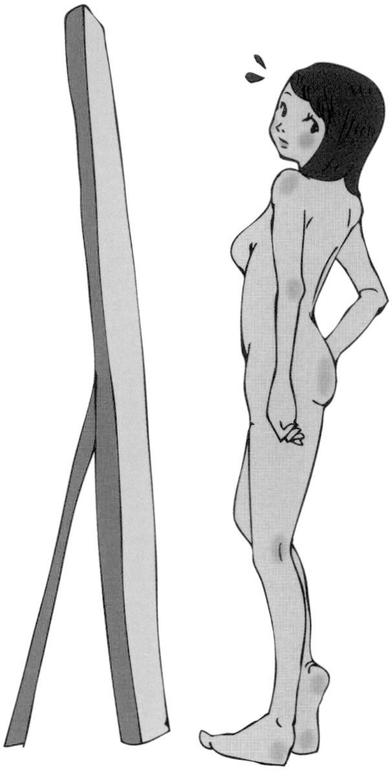

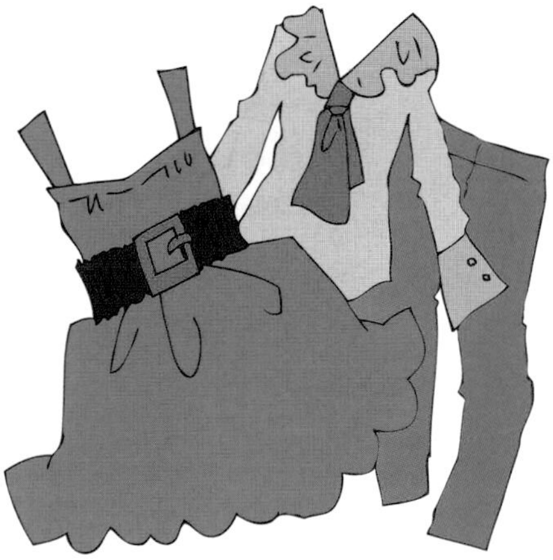

一次的失敗，不會導致您馬上發胖而前功盡棄。反而因此自暴自棄的問題更大。

EICO's episode

為了瘦下來後不復胖，我把小胖妹時代的照片貼在冰箱上，告訴自己「不要再變成這樣了！」。如此就能抑制自己明明肚子不餓，卻無意識地打開冰箱大吃，直到今天還是繼續進行。

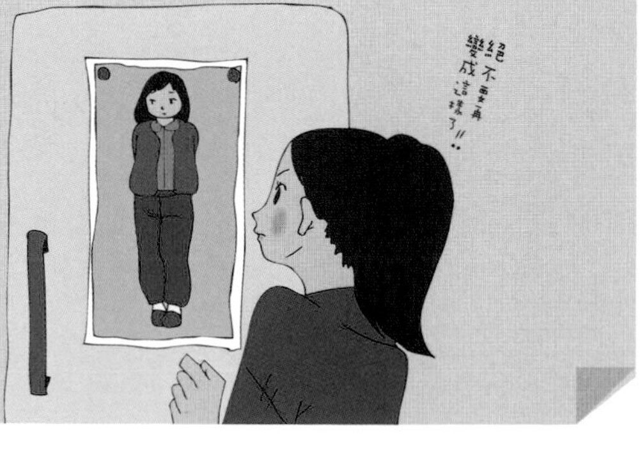

睡眠與減重的關係密不可分

睡眠時間不夠可能會導致發胖

為了避免在睡前進食

請**不要**在家裡**準備**零食、速食麵等**隨時能吃的食品**。然後，下定決心早上起床再吃想吃的東西！就上床睡覺吧！重要的是**不熬夜**。必要的睡眠時間是6～8小時，睡眠不足會導致隔天想攝取糖分而亂吃。

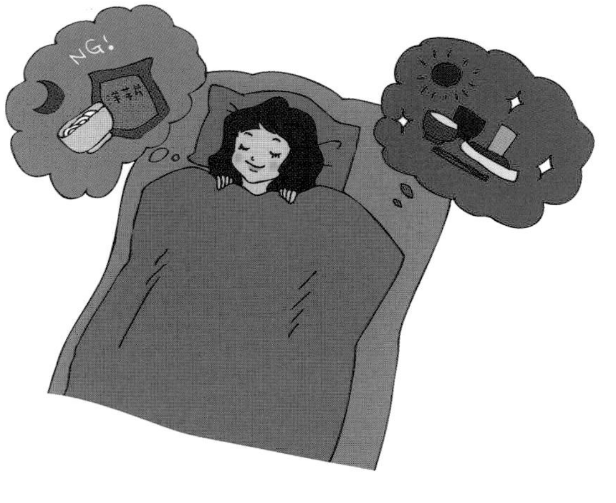
NG!

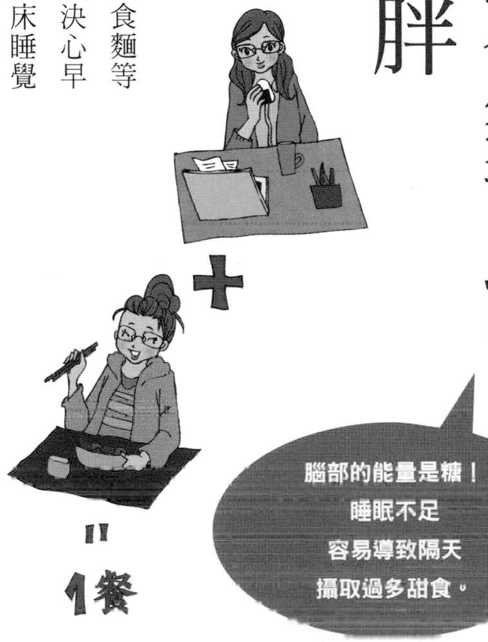
+
=
1餐
腦部的能量是糖！
睡眠不足
容易導致隔天
攝取過多甜食。

時間不規律的人該如何吃晚飯

容易半夜吃飯的人最好在傍晚的工作休息時間或下課回家時**先吃1個飯糰**，回家後再吃**蛋白質**（肉類、魚類、雞蛋、黃豆）、**蔬菜**。睡前吃碳水化合物不容易消耗，會變成脂肪，因此提早吃米食，在回家前設法燃燒，然後在家攝取蛋白質，因此飯糰裡的餡料請避免使用鮭魚、海底雞，而選用昆布、醃梅子。

如果想瘦下來，睡眠時間至少需要6小時。

如果睡不著…

- 請在睡前2小時洗澡，洗完澡後2小時，體溫會下降，感到睡意。
- 據稱洋甘菊茶有睡眠導入效果。
- 睡前15分鐘起，請避免看手機、電視等螢幕的強烈光源。
- 薰衣草據稱有安眠效果。
- 如果身體不累就睡不著，請養成習慣每天走8000～15000步。

＊腦部疲勞與身體疲勞不同，坐在桌邊工作的人要特別注意。

營造能放鬆的環境

不累積壓力的生活小創意

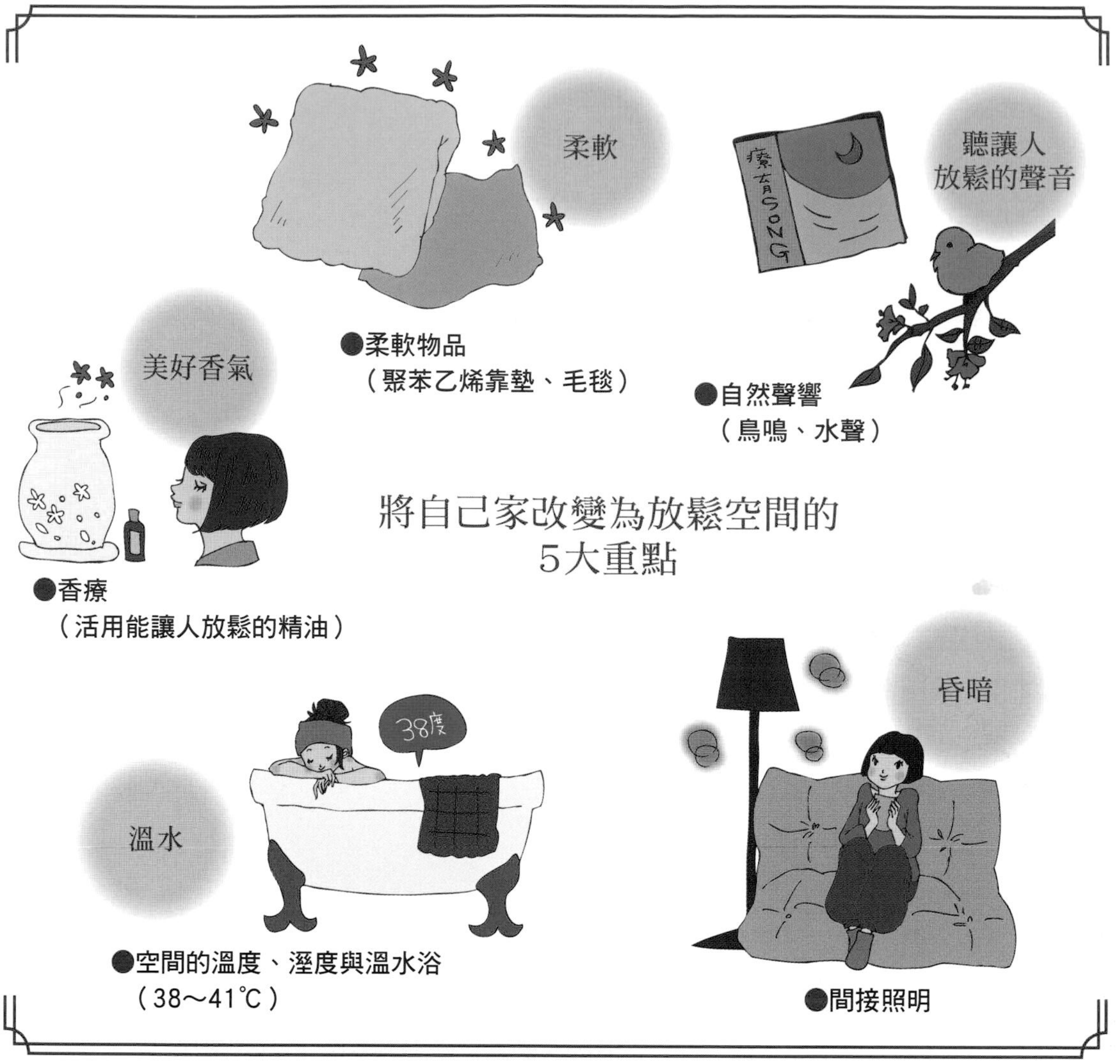
將自己家改變為放鬆空間的
5大重點
柔軟
●柔軟物品
（聚苯乙烯靠墊、毛毯）
聽讓人
放鬆的聲音
●自然聲響
（鳥鳴、水聲）
美好香氣
●香療
（活用能讓人放鬆的精油）
38度
溫水
●空間的溫度、溼度與溫水浴
（38～41℃）
昏暗
●間接照明

放鬆能讓減重更順利

壓力太大時也可能導致吃過量……。

累積的壓力最好當天就能紓解，把**自己家變成放鬆空間**，是能防止吃過量的方法之一。

除了以上方法外，我還會喝花草茶來放鬆，在動畫網頁看動物動畫療癒，或把精油滴在熱毛巾上敷眼鏡等，想辦法讓自己放鬆。

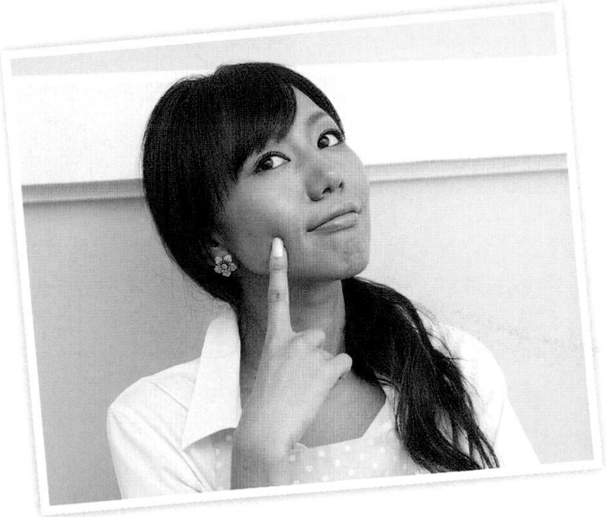

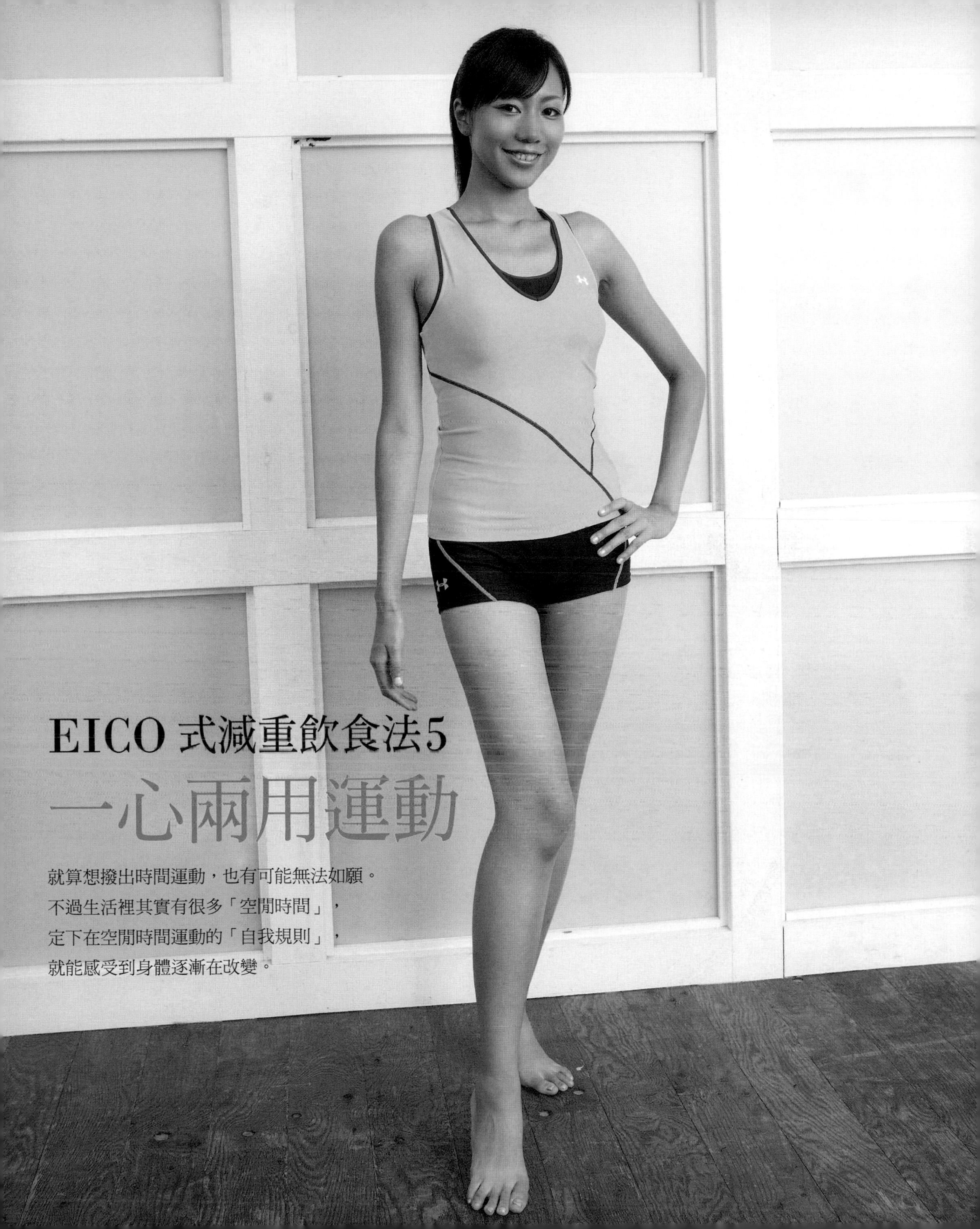

EICO 式減重飲食法5

一心兩用運動

就算想撥出時間運動，也有可能無法如願。
不過生活裡其實有很多「空閒時間」，
定下在空閒時間運動的「自我規則」，
就能感受到身體逐漸在改變。

日常生活裡有許多空閒時間！利用空閒時間運動

椅子運動

工作休息時間

搭電車時

在銀行排隊時

飯後聚在一起時

電腦開機空檔

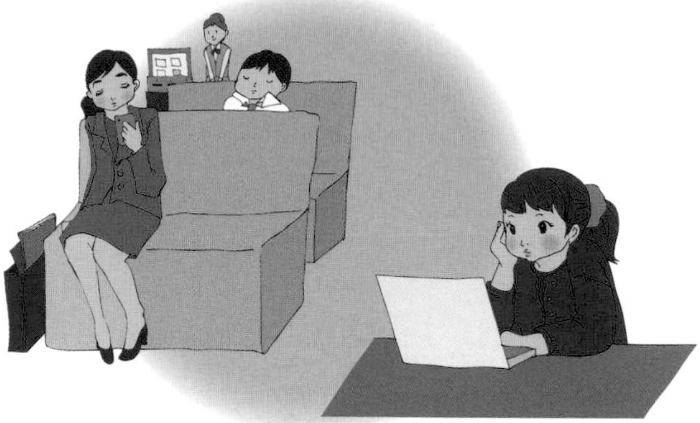

站立運動・戶外運動

在廁所排隊

等紅綠燈

等電車

刷牙時

用微波爐加熱食品時

洗碗盤時

吹乾頭髮時

搭電梯時

購物時

在主題樂園排隊時

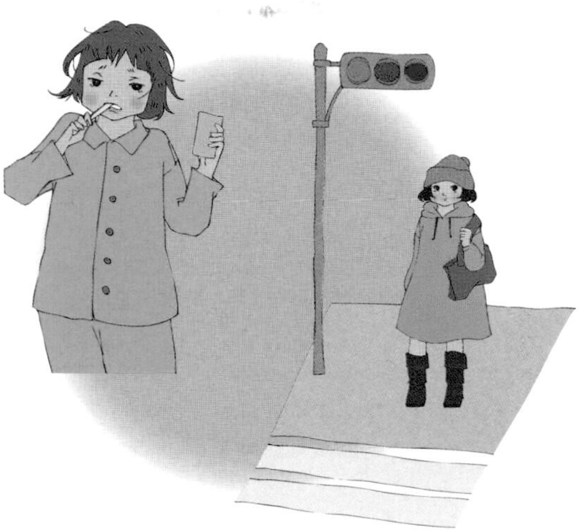

躺下運動

一邊看電視

睡前

躺著閱讀時

哄孩子睡覺時

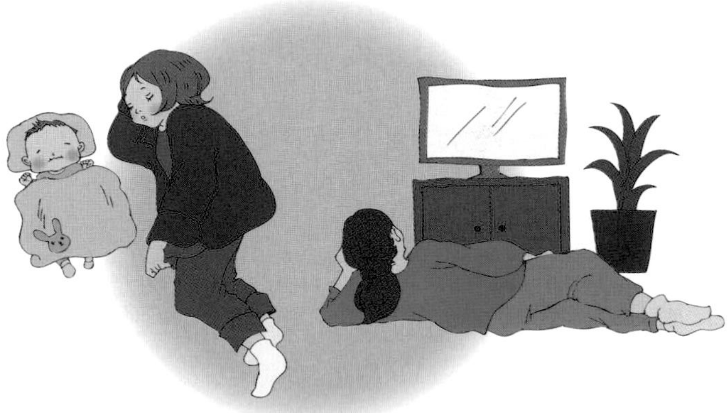

排隊時也能做！
大腿背面緊實運動

等電車或排隊結帳時也能做的運動。
鍛鍊大腿背面，使大腿不容易累積脂肪。
能讓您穿褲裝時的背影看來更美！

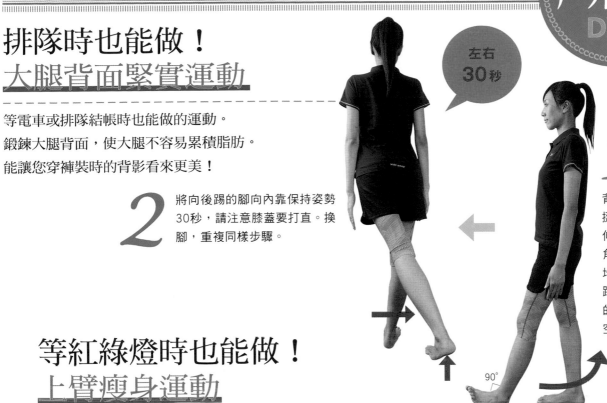

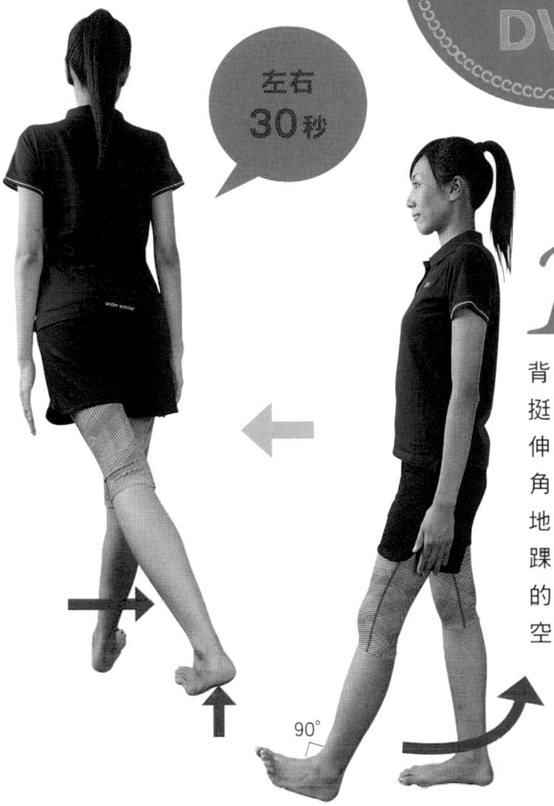

1 背部打直，站挺。單腳向前伸，腳踝呈90度角，把腳跟放在地板上。保持腳踝角度，將前伸的腳向後踢並騰空。

2 將向後踢的腳向內靠保持姿勢30秒，請注意膝蓋要打直。換腳，重複同樣步驟。

等紅綠燈時也能做！
上臂瘦身運動

等紅綠燈或購物中等場合也能做的上臂運動。
讓您的手臂變成穿無袖上衣也很有魅力。

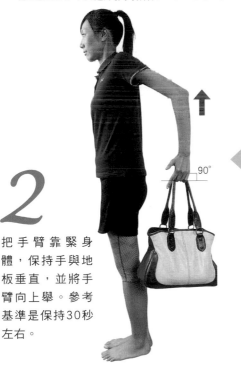

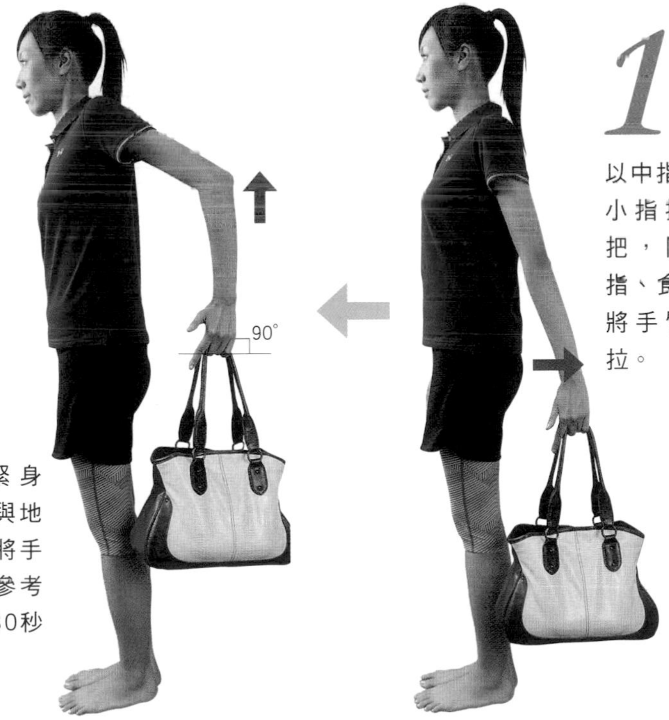

1 以中指、無名指、小指提包包的提把，同時將大拇指、食指伸直後，將手臂打直向後拉。

2 把手臂靠緊身體，保持手與地板垂直，並將手臂向上舉。參考基準是保持30秒左右。

{ POINT }

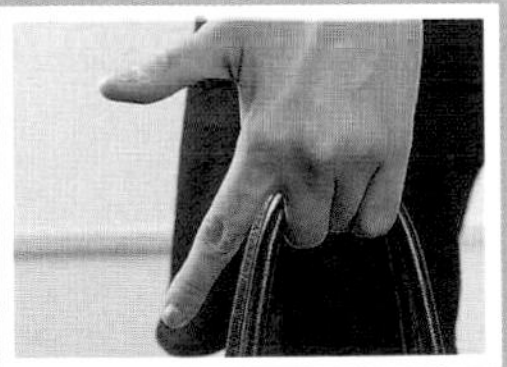

大拇指、食指放鬆打直，中指、無名指、小指用力握住，就能讓上臂部分用力。

在辦公室也能進行！
小腹平坦運動

電腦開機空檔或「稍微休息」時，
請務必進行腹部運動。
腹部抖動是有效的證據喔！

15秒×3套

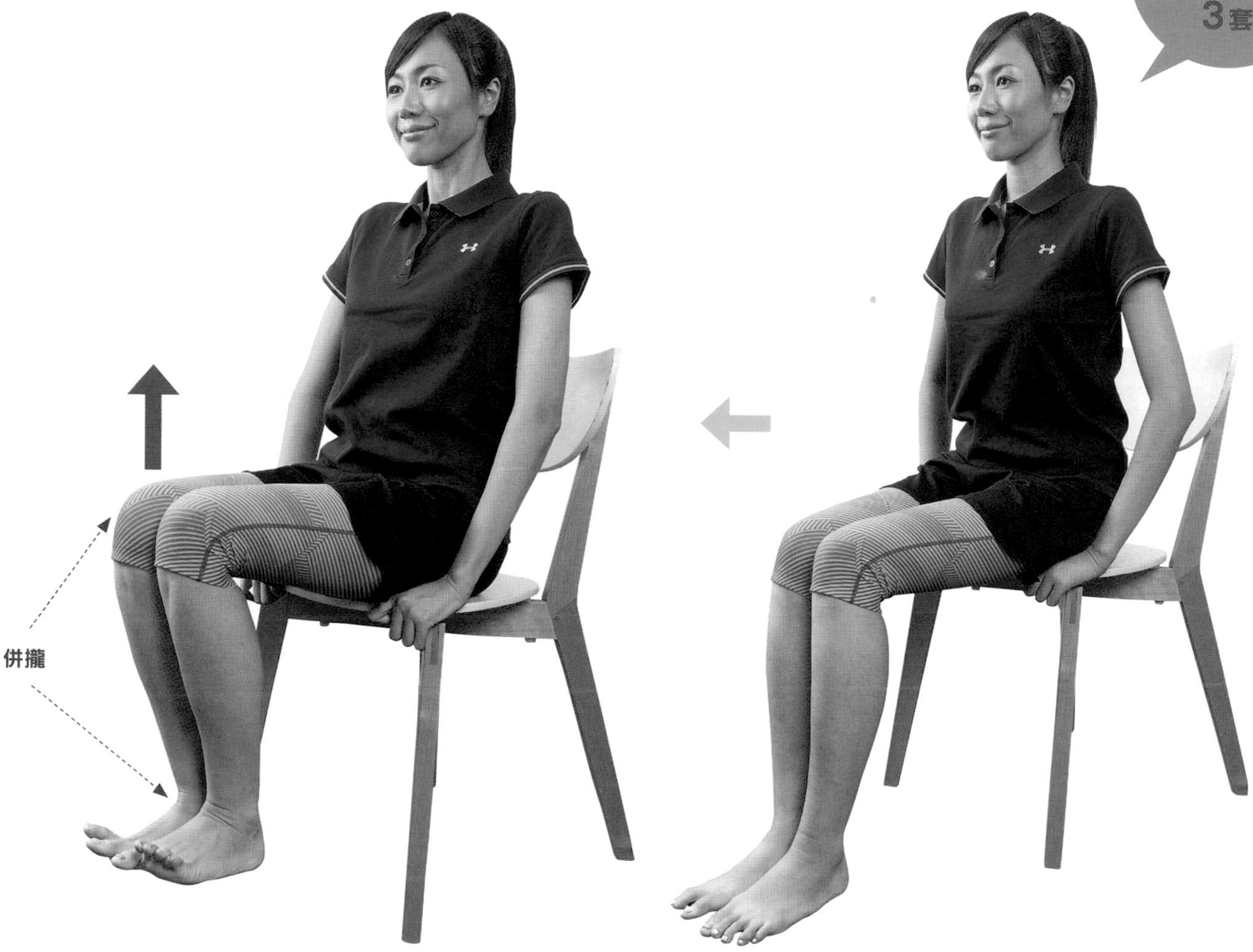

2 請不要靠在椅背上，並保持膝蓋併攏，腹部用力把腳提高。保持15秒。理想狀態是膝蓋達到肚臍的高度。

1 腳併攏，以雙手握住椅子邊緣，坐在椅子上。背打直，視線向前看。

在辦公室也能進行！
跟緊繃說掰掰的大腿內側運動

能讓沒有空隙的大腿內側更苗條的運動。
腳部線條會變美，讓人在意的下腹部也會變得緊實。
不妨在飯後聚在一起時偷偷做喔！

20秒 × 左右2套

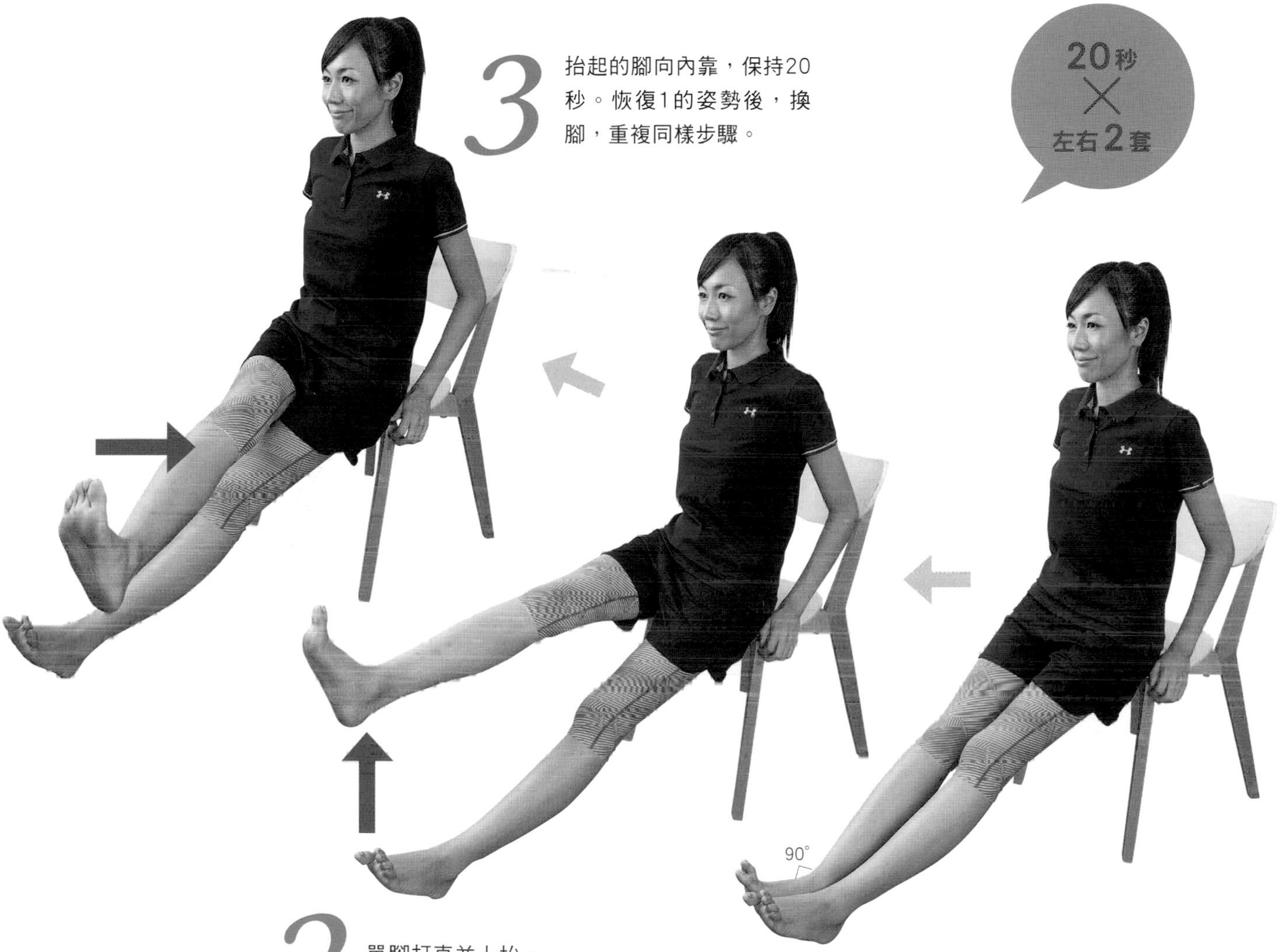

3 抬起的腳向內靠，保持20秒。恢復1的姿勢後，換腳，重複同樣步驟。

2 單腳打直並上抬。

1 椅子不要坐得太深，以雙手確實握住椅子邊緣。兩腳打直，腳踝完成90度，只剩下腳跟放在地板上。

洗碗盤的時候也能做！
形成直長美腿的運動

只要用腳夾住椅墊的簡單運動。
如果家裡沒有椅墊，可以用捲起來的毛巾或電話簿、雜誌等代替。

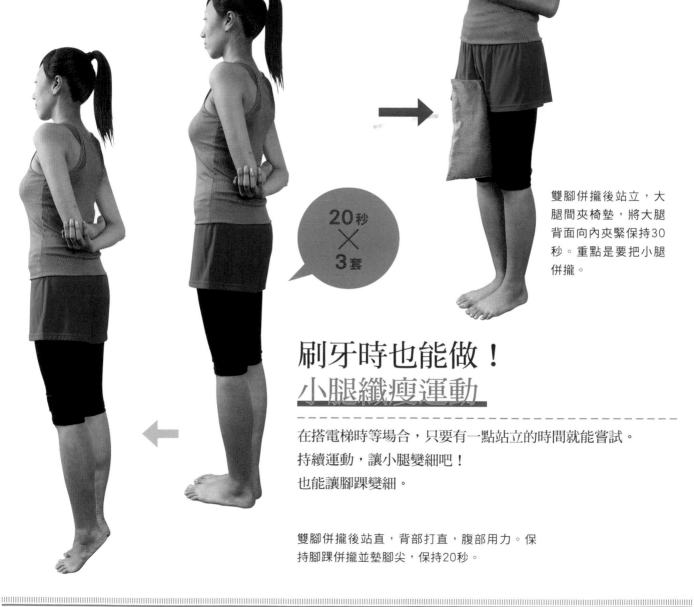

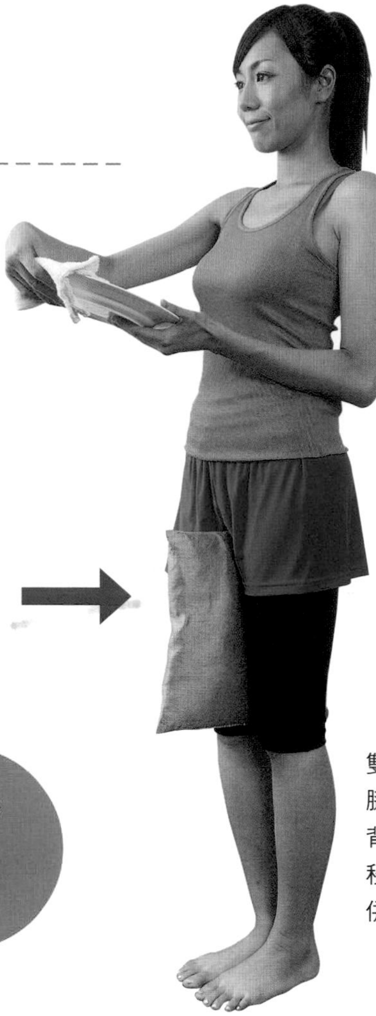

30秒
×
3套

雙腳併攏後站立，大腿間夾椅墊，將大腿背面向內夾緊保持30秒。重點是要把小腿併攏。

20秒
×
3套

刷牙時也能做！
小腿纖瘦運動

在搭電梯時等場合，只要有一點站立的時間就能嘗試。
持續運動，讓小腿變細吧！
也能讓腳踝變細。

雙腳併攏後站直，背部打直，腹部用力。保持腳踝併攏並墊腳尖，保持20秒。

一邊閱讀也能做！
大腿、臀部運動

有如水蜜桃般的翹臀需要肌肉。
確實運動平常很少使用的臀部肌肉。
形成與大腿境界分明的臀部。

30秒×左右2套

1 臉朝下躺，彎起手肘，手掌墊在下巴下方，雙腳儘可能張開，並打直。

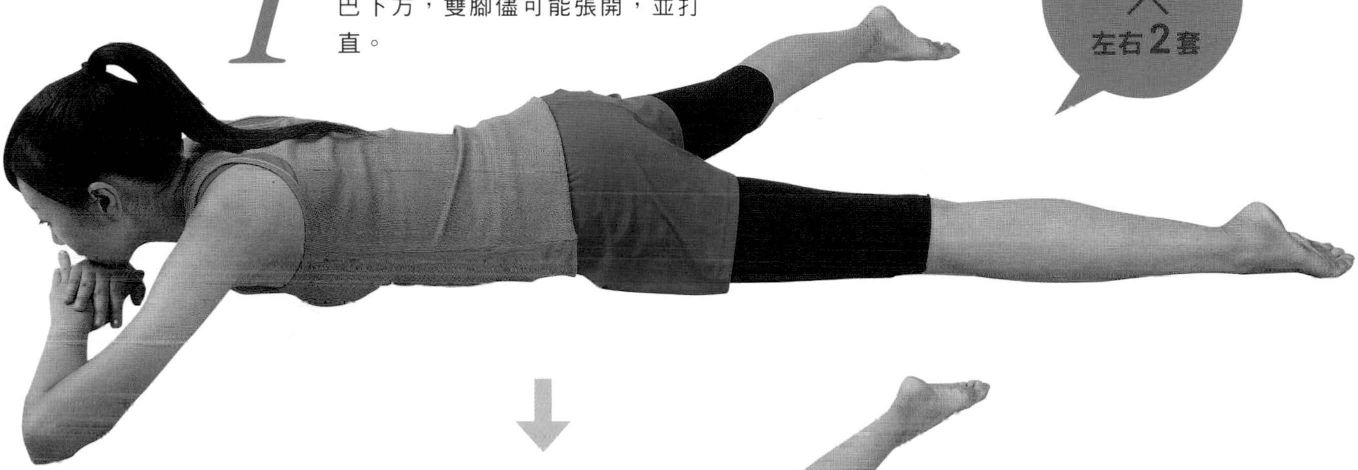

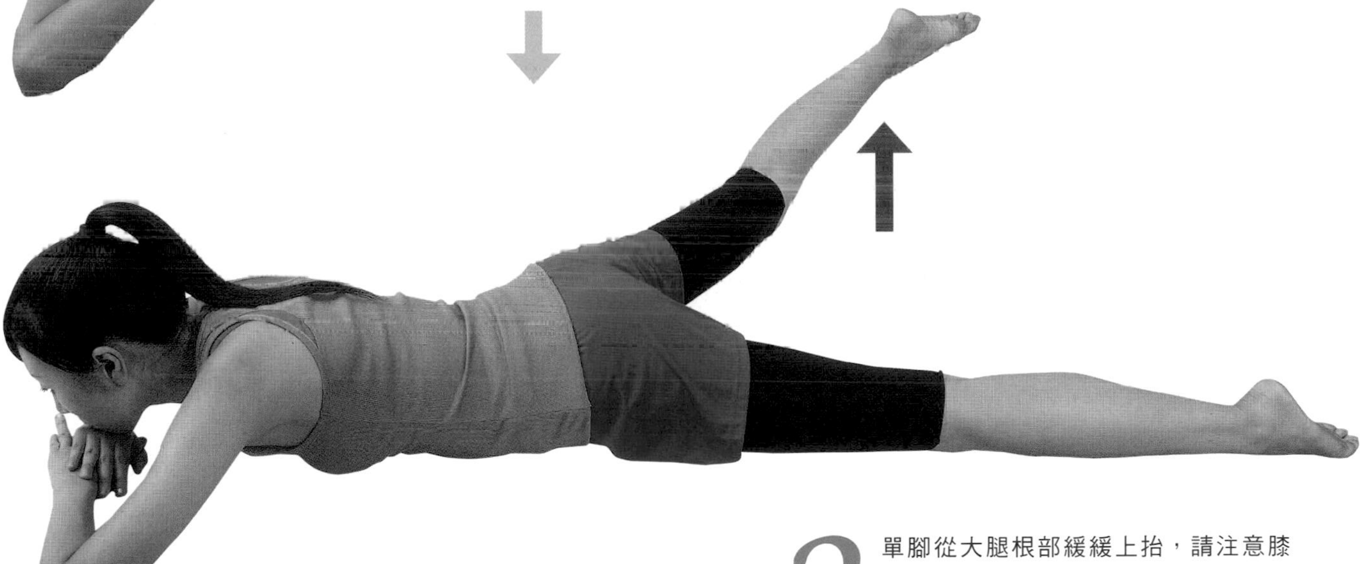

2 單腳從大腿根部緩緩上抬，請注意膝蓋要打直，並抬到無法再抬高，保持30秒。如果抬腳時感到腰部疼痛，代表您抬得太高了。恢復1的姿勢後，換腳，重覆同樣步驟。

一邊看電視也能做！
下腹部贅肉擊退運動

請在躺臥或睡前進行。
下腹部會因為駝背或年齡增長導致肌肉衰弱，而容易囤積脂肪。
以變成令人憧憬的平坦小腹為目標吧！

20秒
×
左右2套

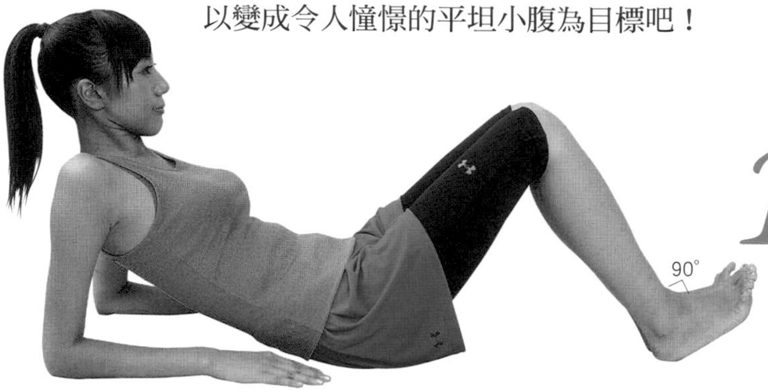

1 坐下後，兩邊手肘放在地板上，腳踝保持90度。

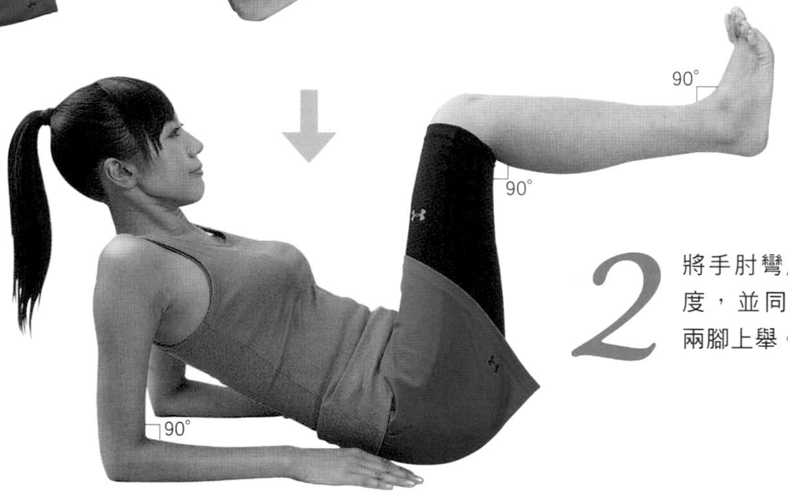

2 將手肘彎成90度，並同時將兩腳上舉。

3 單側膝蓋保持90度，另一邊的腳則伸直保持20秒。伸直的腳底就像在押牆一樣。如果腹部抖動，表示有效喔！換腳，重覆同樣步驟。

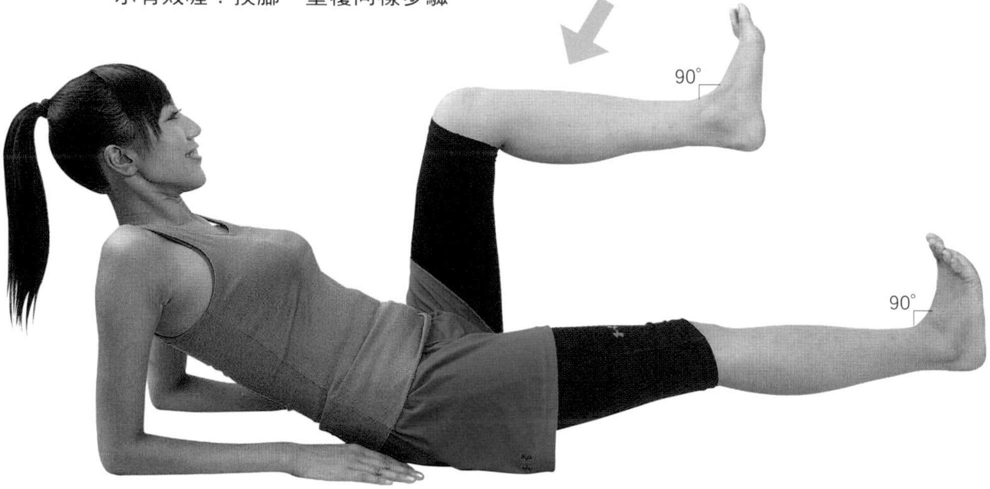

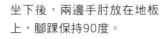

{ POINT }

保持腳踝不要低於膝蓋高度，並注意膝蓋不要超過肚臍位置。

也能在床上做！
腹部脂肪燃燒運動

能燃燒肚臍周圍多餘脂肪的運動。
重點不是抬頭而是抬肩膀。
腰痛的人請不要勉強做。

20秒 × 3套

1 臉朝上躺下，膝蓋輕輕彎曲。兩臂垂直放下，手掌貼在地板上。

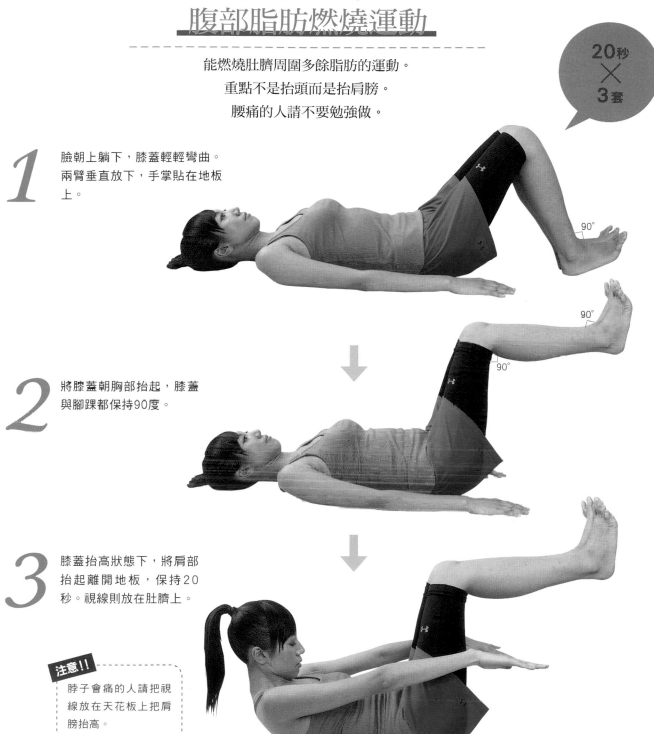

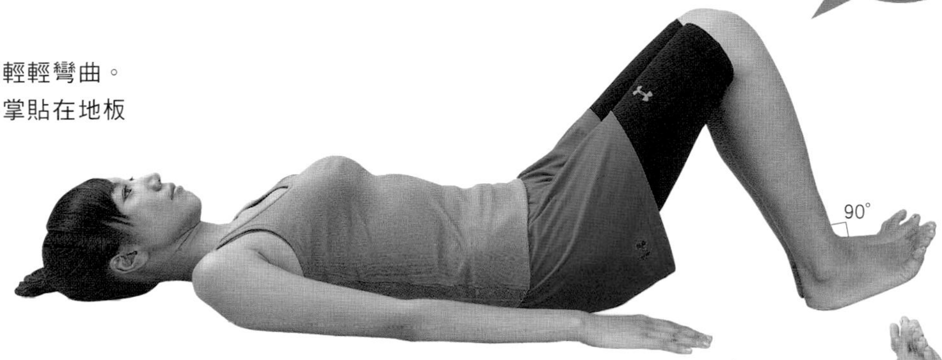

2 將膝蓋朝胸部抬起，膝蓋與腳踝都保持90度。

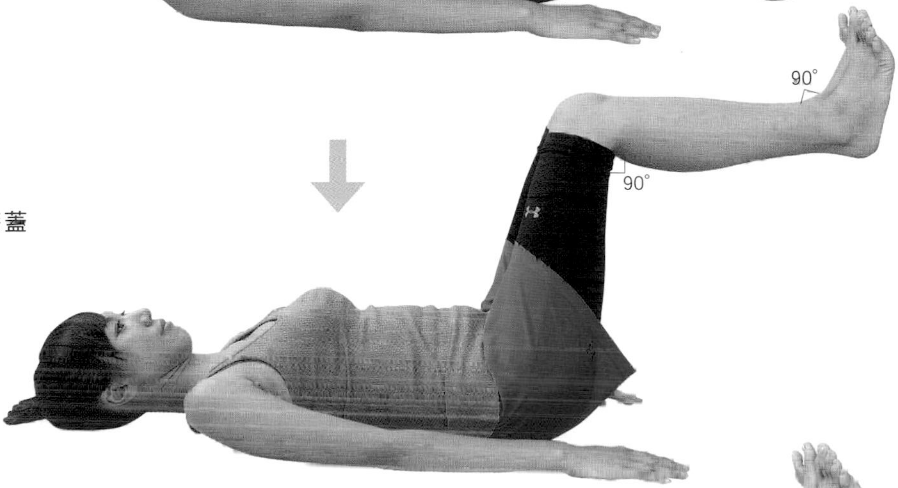

3 膝蓋抬高狀態下，將肩部抬起離開地板，保持20秒。視線則放在肚臍上。

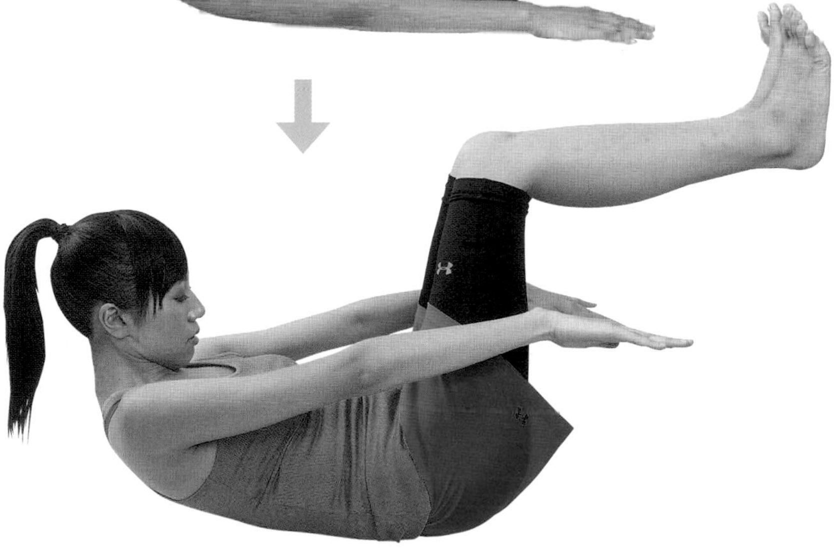

注意!!
脖子會痛的人請把視線放在天花板上把肩膀抬高。

『EICO式減重飲食法』形成歷程

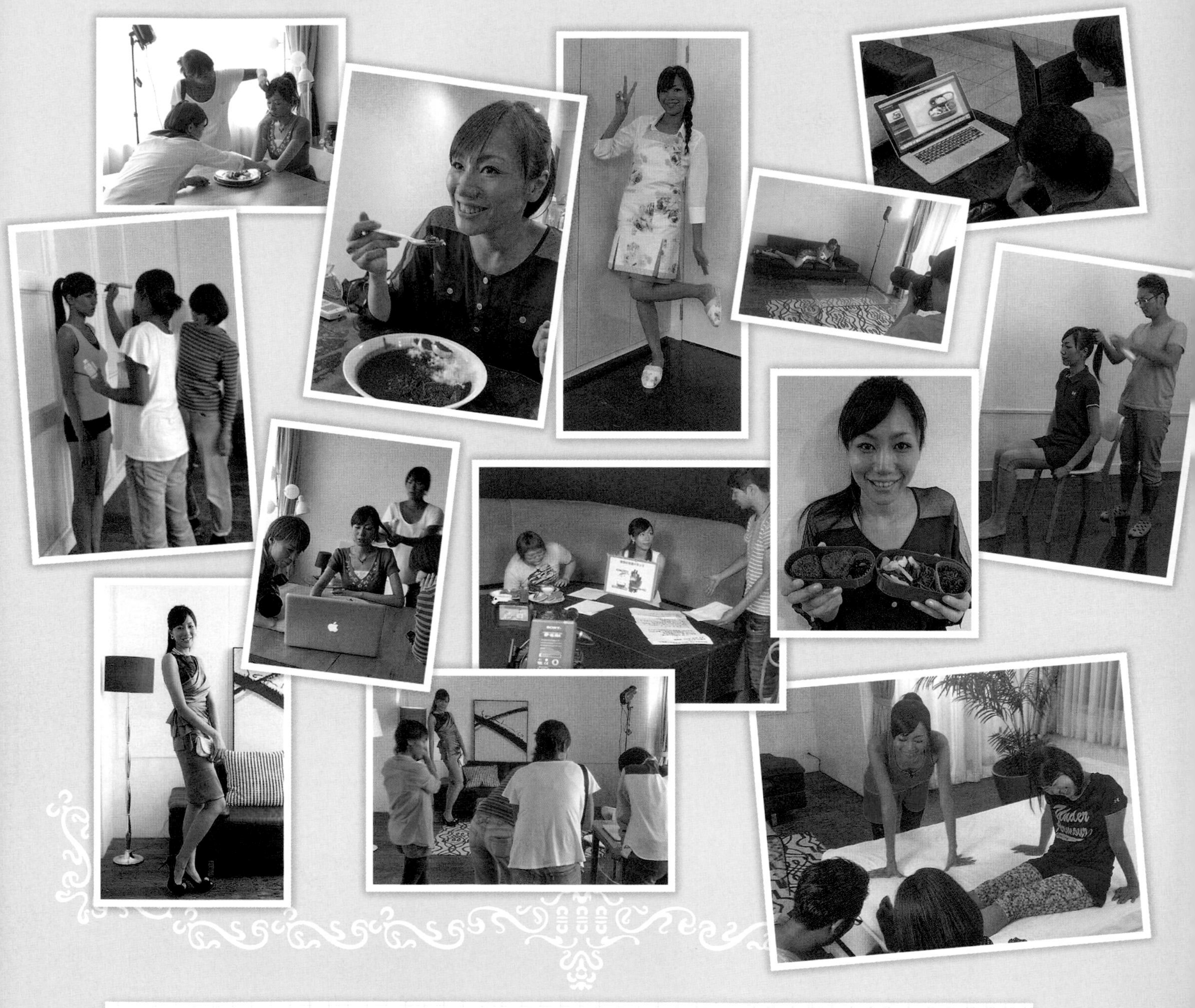

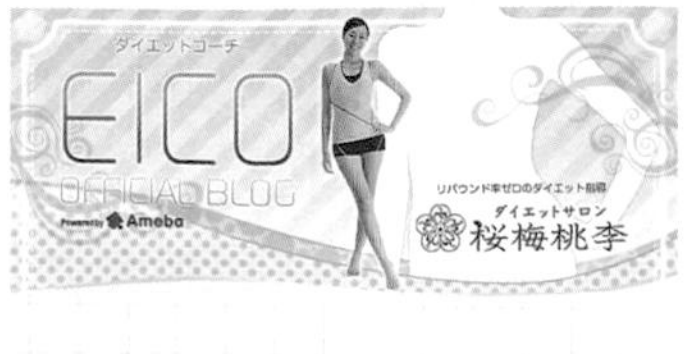

如果您想更了解EICO式減重飲食法！

EICO小姐表示「寫部落格是她的興趣之一」，部落格還有公開大眾媒體沒能介紹到的秘密減重方法等等資訊喔～請務必光臨！

減重教練 EICO 官方部落格　**http://ameblo.jp/eico-diet/**

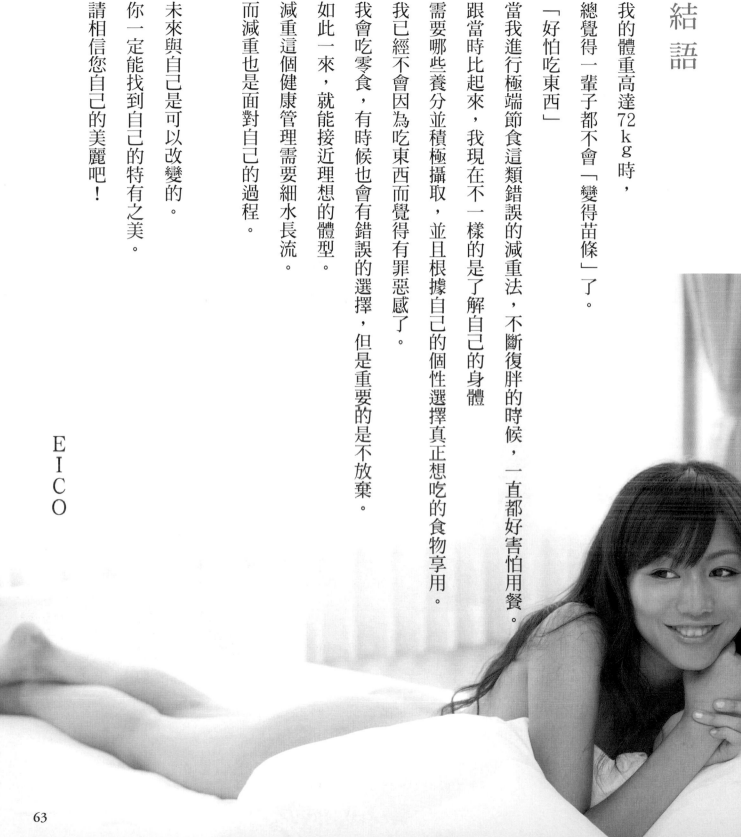

結語

我的體重高達72kg時，
總覺得一輩子都不會「變得苗條」了。
「好怕吃東西」
當我進行極端節食這類錯誤的減重法，不斷復胖的時候，一直都好害怕用餐。
跟當時比起來，我現在不一樣的是了解自己的身體
需要哪些養分並積極攝取，並且根據自己的個性選擇真正想吃的食物享用。
我已經不會因為吃東西而覺得有罪惡感了。
我會吃零食，有時候也會有錯誤的選擇，但是重要的是不放棄。
如此一來，就能接近理想的體型。
減重這個健康管理需要細水長流。
而減重也是面對自己的過程。

未來與自己是可以改變的。
你一定能找到自己的特有之美。
請相信您自己的美麗吧！

EICO

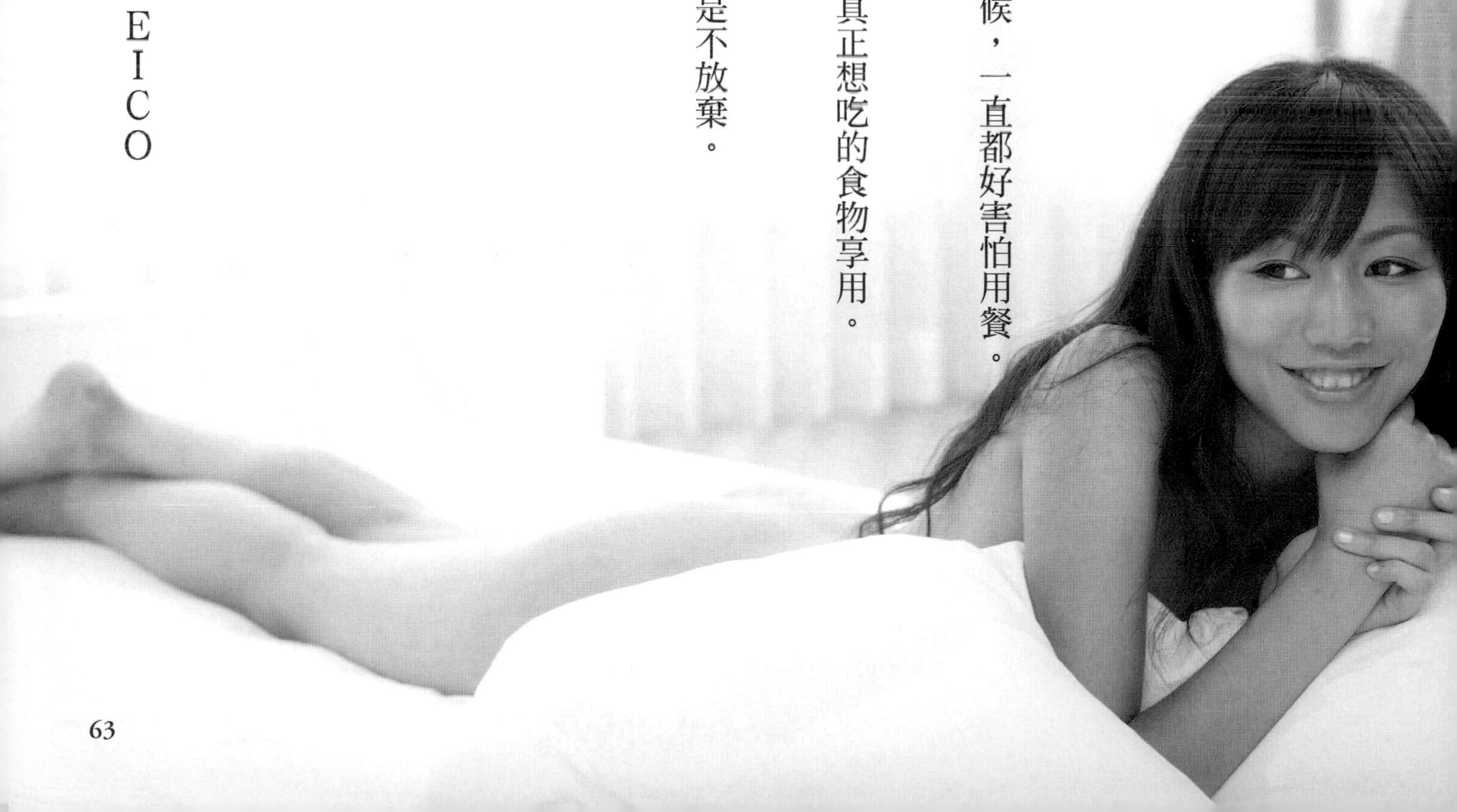

零食因應法

因為煩躁吃零食 → 放寬心

對策

吃零食只能暫時消除壓力，要是吃過頭變胖了，反而會累積更多壓力。寫出壓力根源徹底解決問題。
另外必須找出能一個人在家消除壓力的方法，不要吃零食。泡澡、按摩、看漫畫、看DVD、做手藝品等，請找出適合自己的活動。
努力過後送給自己的禮物不要選食物，不妨試著做指甲、買包包等能讓自己更美的事物（參閱P40）。

不知不覺吃零食 → 意識到自己正在吃零食

對策

不曾意識到自己正在吃零食而過度攝取熱量，首先是吃了東西就做記錄，意識到吃東西這個行為。
如果快要順手吃零食或跟著別人吃的時候，請捫心自問「真的肚子餓嗎？」。如果可吃可不吃的時候，請不要選擇「吃」，
另外如果下意識地想吃點什麼的時候，請養成喝調味茶的習慣。「這麼一點沒關係」會讓你離理想體型越來越遠。

肚子餓而吃零食 → 兩餐間可能超過6小時的話請少量多餐

對策

請先確認肚子餓的原因在於水分不足、營養失衡或熱量不足，再據以擬訂對策（參閱P20）。
兩餐間可能超過6小時的話，請先吃飯團等碳水化合物，再吃蛋白質、蔬菜、海藻、菇類。
少量多餐能避免過度攝取熱量，另外準備低熱量零食，也有助於預防過度忍耐導致低血糖症狀、葡萄糖新生作用。

眼前有零食就忍不住會吃 → 身邊不要準備多餘的食物

對策

家裡隨時都有食物，一旦看到即使沒有必要也會吃的人，請養成吃東西記錄的習慣。另外可以請家人幫忙，在零食袋上寫名字，
或是固定把甜點放在冰箱較低層等，儘可能避開視線。不買超值包裝的零食，肚子餓的時候不去便利商店等，
設定避免衝動購物的自我規則也是有效的方法。

餐後覺得沒吃飽而吃零食 → 養成喝熱茶的習慣

對策

沒吃甜點就覺得沒用餐的人，可能是因為狼吞虎嚥或已經成癮。請花20分鐘以上用餐，以獲得飽足感（參閱P49）。
如果飯後甜點已經成為習慣，突然停止可能導致反作用，不妨把甜點從零食改成水果，或把水果改成冷凍水果等，
逐漸減少攝取熱量。也可以飲用有香味的熱茶，讓自己意識到「用餐已經結束」，也能預防感覺沒有吃飽。

其他 → 因應原因研擬對策

對策

不妨列出清單，就能找出吃零食的原因所在。消除原因，如果無法消除就想辦法減少攝取量。例如在辦公室、學校有人要給你零食，
可以說「我很飽」來拒絕，或是轉送給其他人，偷偷還回去或收起來以後再轉送等，配合當時情況因應。如果是想吃零食轉換心情，
不妨選擇改為讓自己更美麗或放鬆等。如果你習慣在回家路上到便利商店買零食，不妨定下只在店裡吃零食等規則。